مدخل إلى:
الصحة العامة

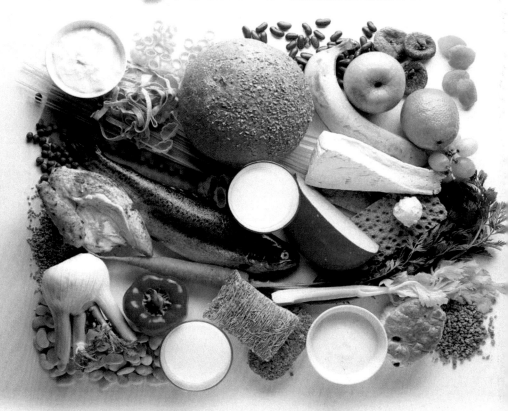

أ. د. زهير أحمد السباعي

أستاذ طب الأسرة والمجتمع

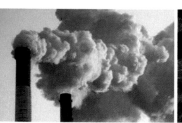

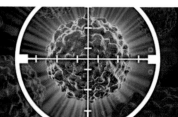

منظمة الصحة العالمية

السباعي للتنمية

SEBAI DEVELOPMENT

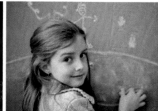

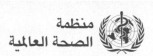

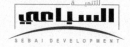

Public Health
الصحة العامة

الطبعة الثانية

Zohair A. Sebai

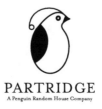

PARTRIDGE
A Penguin Random House Company

To order additional copies of this book, contact
Toll Free 800 101 2657 (Singapore)
Toll Free 1 800 81 7340 (Malaysia)
orders.singapore@partridgepublishing.com

www.partridgepublishing.com/singapore

بسم الله الرحمن الرحيم

© معهد السباعي، ١٤٣٤هـ
فهرسة مكتبة الملك فهد الوطنية أثناء النشر

السباعي، زهير أحمد
مدخل إلى الصحة العامة./ زهير أحمد السباعي - جدة ، ١٤٣٤هـ

١٥٢ ص ، ١٧ × ٢٤ سم
ردمك: ٠-٠-٩٠٤٦٤-٦٠٣-٩٧٨

١- الصحة العامة أ. العنوان
ديوي ٦١٤ ١٤٣٤/٦٤٩٣

رقم الإيداع: ١٤٣٤/٦٤٩٣
ردمك: ٠-٠-٩٠٤٦٤-٦٠٣-٩٧٨

قامت منظمة الصحة العالمية – المكتب الإقليمي لشرق المتوسط

بالمراجعة العلمية للكتاب

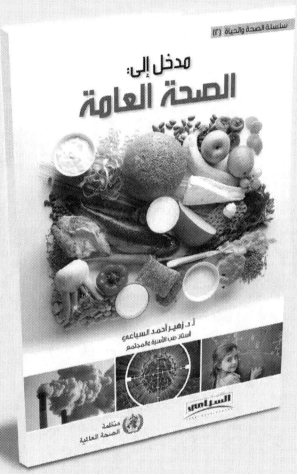

د. زهيـر أحمـد السباعي
أستاذ طب الأسرة والمجتمع

تقديم

يشتمل علم الصحة العامة على مجموعة من التخصصات والبرامج التي تهدف الى الارتفاع بمستوى الصحة لدى أفراد المجتمع عن طريق الوقاية من الأمراض قبل حدوثها، وتخطيط وإدارة الرعاية الصحية. من بين التخصصات والبرامج التي تعنى بها الصحة العامة نجد: التثقيف الصحي، والتغذية، والتطعيم ضد الأمراض، والتشخيص والعلاج المبكرين، والصحة المدرسية، والصحة النفسية والعقلية، ورعاية الأمومة والطفولة، وصحة البيئة، والصحة المهنية.. الخ. الغاية من تخصصات و برامج الصحة العامة مساعدة الإنسان على أن يعيش صحيح الجسد والعقل والنفس. وتهيئته للعناية بصحته وصحة أسرته ومجتمعه.

الكتاب الذي بين يديك يتحدث عن «مدخل الى..الصحة العامة». عنينا فيه بتقديم الصحة العامة بأسلوب مبسط للقارئ المثقف والدارس غير المتخصص. وقامت منظمة الصحة العالمية - المكتب الإقليمي لمنطقة شرق المتوسط بالقاهرة بالمراجعة العلمية للكتاب. ولأننا نتحدث في هذا الكتاب عن أسس الصحة العامة فسوف نقتصر فيه على الأسس ولن نتجاوزها إلى التفاصيل التي سيجدها القارئ المهتم في مظانها.

أسأل الله أن يجعل من هذا المؤلف لبنة في صرح الثقافة الصحية. وأن يكون فيه وفي ما سبقه وما يليه من كتابات في مواضيع الطب والعلوم الصحية إضافة الى ما تذخر به المكتبة العربية، مما يسهم في دراسة و تعلم العلوم الطبية باللغة العربية.

المؤلف

شيء من التاريخ

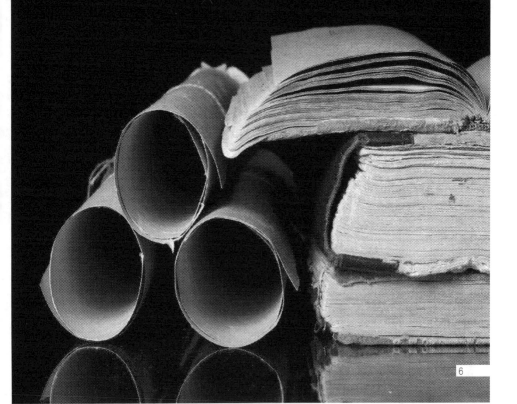

عرف الإنسان التطبيب بالأعشاب والنباتات منذ القدم. وقد دلَتهُ غريزته وملاحظاته المتكررة وتجاربه البدائية على بعض الفوائد التي يجنيها منها، وفي الوقت نفسه كان يُقرن ذلك بالكهانة والسحر والشعوذة.

من بين الحضارات القديمة برزت الحضارة المصرية الفرعونية بأساليب مبتكرة في التطبيب والعلاج، وكان أمنحتب من أوائل الأطباء الذين يذكرهم التاريخ، وقد كشفت أوراق البردي عن أن المصريين القدماء كانوا يمارسون بعض أنواع الجراحة الدقيقة مثل التربنة (فتح في الجمجمة).

ثم جاءت حضارة الإغريق، فاهتمت بالعلوم، ومنها: الطب، واشتهر فيه أبوقراط (٤٦٠ – ٣٧٠ ق.م) الذي أجاد وصف التشخيص الإكلينيكي السريري، ومارس كثيرا من عمليات إصلاح الكسور، حتى أن بعضها لا يزال يحمل اسمه إلى اليوم. وقد عمل أبو قراط ومدرسته على تنقية الطب من كثير من الخرافات التي كانت عالقة به، وقيل أنه ترك ثمانين رسالة وكتابا في الطب.

وقبل ميلاد المسيح – عليه السلام – بأربعة قرون ظهرت جامعة الإسكندرية القديمة وبرز فيها جالينوس الذي عمل مع غيره من الأطباء على فتح أبواب جديدة في العلوم الطبية، خاصة في التشريح والجراحة. وفي هذه الفترة اتخذ الطب منهجا تجريبيا.

ولكن الطب عاد فانتكس تدريجيا مع ظهور المسيحية، إذ أن تعاليمها فهمت خطأ، وأصبح الاعتقاد السائد هو أن الاهتمام بالجسد لا يكون إلا على حساب الاهتمام بالروح، ومن هنا رفضت الكنيسة كثيرا من المبادئ الصحية التي ابتدعتها الحضارات السابقة، وبدأ تدريجيا عصر الظلام يغشى العلوم الطبية.

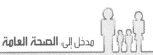

١. العصر الإسلامي الأول

عرف العرب في شبه الجزيرة بعض وسائل الطب والعلاج قبل ظهور النبي -عليه الصلاة والسلام- عرفوا بعضها عن طريق التجربة المتكررة والملاحظة الدقيقة، فكانوا يجيدون تجبير الكسور والتداوي بالكي والأعشاب، وعرفوا البعض الآخر عن طريق اتصالهم المحدود بالحضارات المحيطة.

ولما جاء عهد النبي - عليه الصلاة والسلام- ترك آثارا في الطب جمعت من الآيات القرآنية والأحاديث وسميت بالطب النبوي. وقد ركز عليه السلام على النظافة الشخصية (النظافة من الإيمان)، والوقاية (إذا سمعتم بالطاعون بأرض فلا تدخلوها، وإذا نزل بأرض فلا تخرجوا منها)، والتقاء الجسد بالروح (العسل شفاء من كل داء، والقرآن شفاء لما في الصدور)، وأهمية الرياضة والتربية البدنية (المؤمن القوي خير وأحب إلى الله من المؤمن الضعيف).

وفي العصر الأموي وبداية العصر العباسي زاد اتصال العرب بالحضارات المحيطة بهم فتأثروا بها، ونشطت تبعا لذلك حركة الترجمة والنقل لمختلف العلوم، ومنها الطب، فترجمت العلوم الطبية من الفارسية واللاتينية والهندية، وقد اشتهر من الأطباء العرب في تلك الفترة: يوحنا بن ماسويه وحنين بن اسحق، وقد كان أكثر الاهتمام منصبا على ترجمة كتب أبو قراط وجالينوس ومدرستيهما.

وفي منتصف القرن الرابع الهجري (العاشر الميلادي) بدأ التأليف في العلوم الطبية يأخذ طابعا جدياً، وبدأ الأطباء العرب يتخذون منهجا تجريبيا يضيفون من خلاله الجديد على الطب، ويعارضون به كثيرا من النظريات القديمة السائدة،

وبرعوا في فنون مختلفة من الطب والجراحة.

كان من أبرز الأطباء العرب في هذه الفترة أبو بكر محمد الرازي الذي ألف (١٣١) كتابا نصفها في الطب، وكان كتابا (الحادي) و (المنصوري) الذي جمع فيهما أكثر المعارف الطبية في عصره يدرسان في الغرب حتى القرن السابع عشر الميلادي، ويعزى إليه وصفه للجدري، وابتكاره الخيوط الجراحية من أمعاء الحيوانات، واهتمامه بالصحة النفسية.

وطور أبو القاسم الزهراوي العلوم الجراحية في عصره حتى أصبحت كتبه مرجعا للجراحة في إيطاليا وفرنسا، واكتشف ابن النفيس الدورة الدموية الصغرى قبل أن يعرفها هارفي الانجليزي بقرون. وغيرهم كثيرون مثل ابن زهر وابن رشد وابن البيطار.

وكما ذكر ويل ديورانت في كتابه (قصة الحضارة)- «الفترة خمسة قرون (٧٠٠ - ١٢٠٠ ميلادية) قاد الإسلام العالم في القوة ونظام الدولة ومعايير السلوك ومستوى المعيشة والقوانين الإنسانية والتسامح الديني كما قاده في الآداب والعلوم والطب والفلسفة.

ومع بداية القرن السادس الهجري (الثاني عشر الميلادي) بدأ التفكك يتسرب إلى الدولة الإسلامية وضعفت حركة التأليف والبحث والترجمة وانتكست إلا القليل. ولم يكن ذلك شأن الدولة الإسلامية وحدها، فقد شهد العالم اجمع انحدارا في العلوم والمفاهيم الطبية، وإن برز بعض العلماء والأطباء ما بين وقت وآخر، إلى أن جاءت النهضة الصناعية في أوروبا مع بداية القرن الثامن عشر الميلادي.

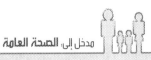

٢. عصر النهضة الصناعية في أوروبا

صاحب مولد النهضة الصناعية في أوروبا ازدياد الطلب على الأيدي العاملة، وازدحاما في المدن، وتخلفا اجتماعيا واقتصاديا للطبقات العاملة، ومما يرويه التاريخ: أن الأطفال دون الرابعة عشر كانوا يسخرون للعمل في المصانع فيقيدون بالسلاسل إلى الآلة ليعملوا نحو ١٦ ساعة يوميا، وكان نهر التايمز في لندن ملتقى للمراحيض، وكان واحد من كل طفلين في أوروبا يموت بالسل أو التيفويد أو الدوسنتاريا أو الكوليرا قبل أن يبلغ الخامسة من العمر.

ومع بداية الانتقال السريع بين قارات العالم وتحت هذه الظروف البيئية السيئة عمت الأوبئة مثل: الكوليرا والطاعون والجدري والتيفوس، وتدنت المفاهيم الطبية آنذاك فاختلطت بقايا العلوم الطبية التي تركها الإغريق والفرس والعرب بالخرافات والشعوذة والسحر.

إلا أن بعض العقول بدأت تستيقظ وتعي هذا التدني في الأوضاع الصحية، وتربط بينه وبين التخلف الاجتماعي والاقتصادي السائد، ومن ثم بدأت حركة للإصلاح والتغيير، بدأها السير شادويك في انجلترا (١٨٣٣م) بعد أن لاحظ أن الوفيات والأمراض تكثر بين الطبقات الفقيرة، فقام بدعوة للإصلاح الاجتماعي كبناء مساكن صحية، وسن قوانين إنسانية للعمل، وتحسين مستوى التغذية. ساعد على هذه الدعوة الخوف الذي أثاره انتشار أكثر من وباء للكوليرا في تلك الفترة، وقد نتج عن تطبيق هذه الدعوة الإصلاحية انخفاض كبير في معدلات الوفيات والأمراض، ومن الجدير بالذكر أن ذلك حدث قبل اكتشاف الميكروبات واختراع اللقاحات والمضادات الحيوية بسنين طويلة.

٣. العصر الحديث

شهدت السنوات الأخيرة من القرن التاسع عشر بداية الاكتشافات الحديثة في العلوم الطبية وبالتالي التطور السريع في وسائل التشخيص والعلاج.

ففي سنة ١٨٤٩ افترض الطبيب الانجليزي جون سنو (John Snow) أن الكوليرا تحدثها أجسام صغيرة حية غير مرئية، ولم يكن سنو أو غيره قد رأى ميكروبات الكوليرا تحت الميكروسكوب بعد، ولكن نظريته تلك كانت فتحا جديدا في العلوم الطبية، إذ كانت النظرية السائدة إلى ذلك الحين هي أن تحلل المواد العضوية وما يتصاعد منها من أبخرة هو السبب في الأمراض المعدية إلى جانب معتقدات خرافية متعددة، ثم جاء بعد ذلك لويس باستير Louis Pasteur (١٨٣٢)

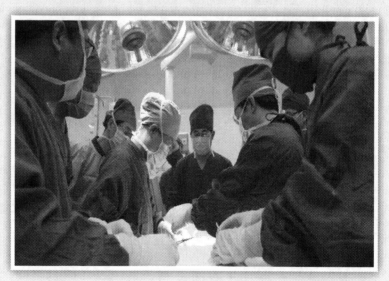

تقدمت علوم الطب والجراحة في العصر الحديث بحيث أصبح بإمكان الطبيب في مستشفاه أن يفحص المريض وهو في منزله ويستطيع الجراح وهو في بوسطن أن يجري عملية جراحية لمريضه في غرفة العمليات بمدينة جدة.

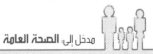
– ١٨٩٥)، فأكد هذه النظرية من خلال دراسته لعملية التخمر، إذ أشار إلى أن السبب في عملية التخمير هو وجود أجسام حية دقيقة، وأن مثل هذه الأجسام غير المرئية لابد وأن تكون هي السبب في حدوث الأمراض، ولم يكن هو الآخر قد رأى البكتيريا بعد تحت الميكروسكوب.

ثم جاءت انطلاقة مهمة في العلوم الطبية في العصر الحديث، عندما رأى العالم الألماني روبرت كوخ Robert Koch (١٨٤٣. ١٩٦١) ميكروب السل لأول مرة تحت الميكروسكوب، وتبع ذلك اكتشافات متتالية للميكروبات الأخرى مثل: الكوليرا والتيفويد والجمرة الخبيثة.. الخ. وبعدها جاءت الاكتشافات تترى للقاحات الواقية من الأمراض، والمضادات الحيوية، ووسائل التعقيم. كاد هذا الاهتمام الجديد بالأسباب الميكروبية والطفيلية للأمراض أن يطغى على النظرة القديمة الشاملة لعوامل البيئة والظروف الاقتصادية والاجتماعية وأثرها في انتشار المرض.

إلا أن العلماء والأطباء عادوا قبيل منتصف القرن الماضي فأدركوا أن لا سبيل إلى مكافحة المرض والوقاية منه وعلاجه إلا إذا نُظر إلى الإنسان في إطار بيئته ومجتمعه الذي يعيش فيه بكل مقوماته الحضارية والثقافية والاجتماعية والاقتصادية، ومن هنا عاد التركيز من جديد على الصحة العامة وصحة المجتمع.

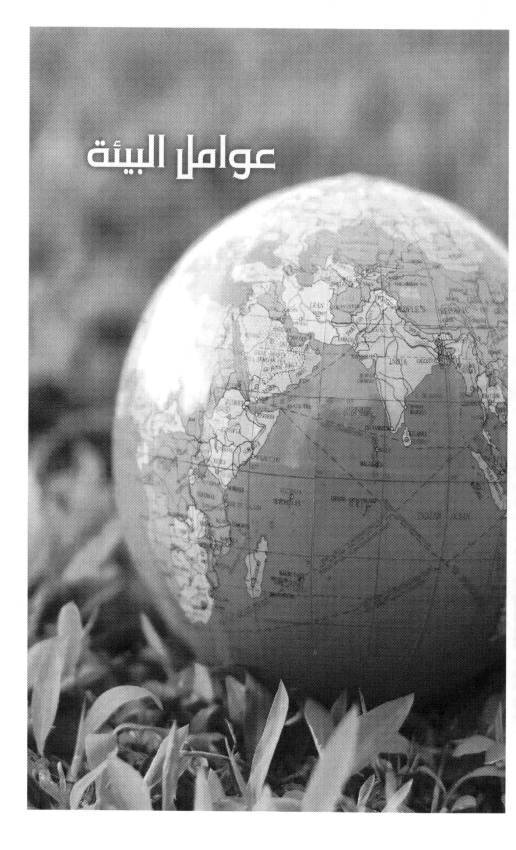

عوامل البيئة

البيئة هي مجموعة العوامل الاقتصادية والثقافية والاجتماعية والجغرافية التي تحيط بالإنسان. جميعها تؤثر بصورة مباشرة وغير مباشرة على صحته.

يقسم علماء الاجتماع البيئة إلى نوعين:

١. البيئة الكبرى.

٢. البيئة الصغرى.

الخط الفاصل بين البيئتين الصغرى والكبرى خط دقيق متداخل. ولكننا نستطيع أن نقول أن البيئة الصغرى هي: بيئة البيت الذي يعيش فيه الإنسان بمفهوميه المادي (أي تكوين المنزل ونظافته وتهويته وإضاءته.. الخ)، والمعنوي (أي العلاقات المتداخلة بين أفراد الأسرة ومستوى الثقافة والوعي لديهم).

أما البيئة الكبرى فهي: المجتمع الذي يعيش فيه الإنسان سواء أكان: القرية أو المدينة أو الدولة التي يعيش فيها، أو حتى الجزء من العالم الذي يحيط به.

ولمنظمة الصحة العالمية تعريف للصحة تقول فيه: «الصحة ليست مجرد الخلو من المرض ولكنها التكامل البدني والنفسي والعقلي والاجتماعي». من هذا المنطلق سوف نستعرض أثر البيئة على صحة الإنسان.

البيئة الكبرى

عوامل كثيرة اقتصادية واجتماعية وجغرافية تشملها البيئة الكبرى التي تحيط بالإنسان. نستعرض هنا بعض هذه العوامل الرئيسة:

المناخ:

تؤثر درجة حرارة الجو والرطوبة ومعدل هطول الأمطار على صحة الإنسان بطريق مباشر أو غير مباشر، فسكان المناطق الحارة وشبه الحارة في قارات آسيا وإفريقيا وأمريكا اللاتينية هم الذين اتفق علماء الاقتصاد على تسميتهم بالأمم النامية، ذلك لأن مستوى دخل الفرد ومستواه المعيشي في هذه الأمم أقل من مستوى الفرد في الأمم المتقدمة صناعيا والتي تسكن في المناطق الباردة أو المعتدلة الحرارة.

هناك نظريات تحاول أن تربط بين درجة الحرارة ومعدل هطول الأمطار من جانب والمستوى الصحي من جانب آخر. ففي المناطق الحارة وشبه الحارة نجد أن الأمراض المعدية التي تنتقل من شخص لآخر مثل: الملاريا والبلهارسيا والتراكوما والسل تنتشر أكثر بكثير عنها في المناطق الباردة أو المعتدلة، وذلك لعدة أسباب: منها أن الميكروبات والطفيليات تعيش وتتكاثر في الجو الدافئ الذي يماثل درجة حرارة الجسم (٣٧ مئوية)، ويقل نموها أو يتوقف في درجات الحرارة المنخفضة. كذلك الحشرات الناقلة للمرض مثل: الذباب والبعوض والقمل تتكاثر هي الأخرى في الأجواء الدافئة أو الحارة وفي المستنقعات التي تتخلف عن الأمطار، كما أن الأعشاب التي تنمو حول تجمعات المياه تكون بيئة صالحة لنمو الطفيليات والحشرات الناقلة للمرض.

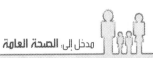
ومن ناحية أخرى تؤثر درجة حرارة الجو على فسيولوجية الجسم خاصة لدى الأطفال فتجعلهم أكثر عرضة للأمراض. وإذا أضفنا إلى كل هذا التخلف الاقتصادي (النسبي) لسكان هذه المناطق وما ينتج عنه من سوء تغذية وقلة في الخدمات الصحية، نجد أن هناك أكثر من عامل يتصل بالمناخ ويؤثر على الصحة.

وفي الأجواء الباردة نجد أن أمراض الشعب الهوائية والربو أكثر انتشارا عنها في المناطق الحارة. وقد يعزى ارتفاع نسبة الكوليسترول في الدم وما يترتب عليه من أمراض الجهاز الدوري في المناطق الباردة إلى ارتفاع نسبة السعرات الحرارية في الغذاء والتي يكثر السكان من تناولها لمقاومة البرد، وبين قبائل الأسكيمو ترتفع نسبة الإصابة بالسل وذلك لحرص الاسكيمو على بناء مساكن صغيرة مقفلة يزدحمون فيها اتقاء البرد.

المستوى الاقتصادي:

المستوى الاقتصادي للمجتمع واحد من أهم العوامل التي ترتبط بالمستوى الصحي فيه، والمستوى الاقتصادي يؤثر على المستوى الصحي من خلال عوامل متعددة منها: مستوى التغذية، والتعليم، والسكن، وتوافر الرعاية الصحية، والعادات، والتقاليد. وعندما يرتفع المستوى الاقتصادي للمجتمع ترتفع هذه العوامل كلها أو بعضها وبالتالي يرتفع المستوى الصحي.

في دراسة أُجريت في محافظة تربة بالمملكة العربية السعودية عن المستوى الصحي بين الأطفال في مجتمعي القرية والبادية، وجد أن الفرق في الوضع الصحي بين أطفال المجتمعين لا يرجع إلى شيء قدر ما يرجع إلى الاختلاف في المستوى الاقتصادي بين سكان القرية والبادية.

وفي مصر أجريت دراسة على مرض الإنكلستوما في بعض القرى، ووجد أن مستوى دخل الأسرة يحدد إلى حد بعيد الصورة الإكلينكية للمرض ومضاعفاته.

وفي دراسة أجريت في ثمان مدن بالولايات المتحدة الأمريكية، وجد أن العائلات ذات الدخل المحدود ترتفع لديها نسبة الأمراض ٦٦٪ أكثر من العائلات المرتفعة الدخل.

وفي تقرير لمنظمة الصحة العالمية وضعت ٧٠ دولة في ٦ مجموعات تبعا لدخل الفرد في السنة، وقد لوحظ أن هناك علاقة بين الوضع الاقتصادي لكل من هذه المجموعات وبين نسبة التعليم ومستوى التغذية ووفيات الأطفال الرضع وتوقعات الحياة عند الولادة.

العادات والتقاليد:

العادات والتقاليد جزء من الثقافة التي يكتسبها الإنسان من بيئته، وهي تحدد إلى حد بعيد مستواه الصحي، ففي بعض المجتمعات العربية بالرغم من توفر المواد الغذائية الضرورية للإنسان يصاب بعض الأفراد، خاصة الأطفال بأمراض سوء التغذية، ذلك لأن العادات والتقاليد لا تشجع على تناول بعض أصناف الطعام أو تهملها للجهل بقيمتها الغذائية.

وفي بعض مجتمعات البادية قبل نصف قرن كانت تكثر مضاعفات الحصبة لأن الطفل المصاب بها يحمل على حمار أو جمل كعلاج للمرض، ومن ثم يحرم من فرصته في العناية الطبية المبكرة. وفي بعض القرى في مجتمعنا العربي يصاب بعض أفراد المجتمع بمرض البلهارسيا لأن المصابين بها يفرغون فضلات أمعائهم أو يتبولون عند حوافي الترع والقنوات والبرك وبذلك تنتقل الإصابة منهم إلى الآخرين أثناء خوضهم أو عملهم في الماء. وقد يصاب الأطفال الرضع بالإسهال وسوء التغذية

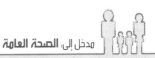

لأن الأمهات أصبحن يرضعن أطفالهن عن طريق الزجاجة لاعتقادهن الخاطئ بأن الإرضاع الصناعي أفضل للأم والطفل.

وفي بعض قرى مصر يحتفظ الفلاحون بروث الجاموس المجفف في بيوتهم من أجل التدفئة، مما يجعل البيت بيئة ملائمة لتوالد الذباب. وقد فشلت في بعض القرى المحاولات لجعل الناس يشربون من الماء النقي من الأنابيب بدلا من الشرب مباشرة من ماء النيل المعرض للتلوث لاعتقادهم بأن ماء النيل ما دام يعطي خصوبة للأرض فهو يعطي خصوبة للإنسان ويجعله أقدر على التناسل.

وفي اليمن تنتشر عادة تناول (القات) وهو عشب أخضر يحتوي على مادة الإنفيتامين المنبهة للجهاز العصبي، وتتحكم هذه العادة في بعض الأفراد لدوافع اجتماعية إلى الحد الذي يدفعهم إلى تخصيص نسبة كبيرة من دخل الأسرة لشراء القات مما يؤثر على غذاء الأسرة ومتطلباتها الضرورية، كما أنه يؤدي إلى فقدان الشهية وما يتبع ذلك من سوء تغذية. والأم التي تتناول القات قد تورث أطفالها الصغار سوء التغذية.

وفي غير المجتمع العربي نجد أمثلة أخرى، ففي بعض المجتمعات لا تتناول الفتيات الصغيرات الحليب لأنهن في عرف المجتمع يدنسن نتاج البقرة التي يقدسونها، وفي مجتمعات أخرى لا يأكل الإناث البيض لاعتبارات أخلاقية.

وفي ديترويت بأمريكا وجدت نسبة الوفيات بين الأطفال الرضع مرتفعة في بعض أحياء المدينة لأن الأمهات يفطمن أطفالهن منذ الشهور الأولى من الولادة ويغذينهم بالغذاء العادي للكبار مما يسبب للأطفال ارتباكا في الجهاز الهضمي.

هذه نماذج محدودة لبعض العادات والتقاليد التي تتصل بالصحة، ولو نظرنا لوجدنا عشرات من هذه الأمثلة لعادات وتقاليد نمارسها في حياتنا اليومية والتي تؤثر إلى حد بعيد على أوضاعنا الصحية.

الكائنات الحية الأخرى:

يعيش الإنسان في هذه الحياة في تفاعل مستمر مع ما يحيط به من كائنات حية، واستمرار الحياة في كافة صورها يعتمد على هذا التفاعل، ونركز هنا على جانب من هذا التفاعل وهو: علاقة الإنسان بالحشرات والحيوانات الناقلة للمرض:

فالذباب ينقل كثيرا من الأمراض مثل: الدوسنتاريا والتراكوما والكوليرا، ولابد للذباب من بيئة صالحة للنمو والتكاثر والانتشار، وتتمثل هذه البيئة في المخلفات الحيوانية والإنسانية وفضلات الطعام.

والبعوض بمختلف أنواعه ينقل كثيراً من الأمراض مثل: الملاريا وحمى الضنك والحمى الصفراء ومرض الفيل. والبعوض على أنواع: نوع منه ينمو ويتكاثر في المستنقعات وتجمعات المياه، ونوع آخر يتكاثر على مخلفات الأمطار التي تتجمع في إطارات السيارات المهملة والزجاجات الفارغة وعلب الصفيح.

والبلهارسيا لا تنتقل من شخص لآخر إلا إذا تواجد القوقع (العائل الوسيط) على حوافي الترع والقنوات ومجاري المياه، ويختلف القوقع حسب نوع البلهارسيا (بلهارسيا المستقيم وبلهارسيا الجهاز البولي)، وكل قوقع له بيئة خاصة تساعد على نموه وتكاثره.

وفي مجتمعات البادية، حيث يعيش الإنسان إلى جانب الأغنام وكلاب الحراسة يوجد مرض حوصلة الكبد (Hydatid disease)، والتي لا تكتمل دورة حياتها إلا بوجود هذه الكائنات الحية الثلاثة (الإنسان والكلب والشاة) في بيئة واحدة.

استعرضنا في الصفحات السابقة جوانب محددة لتأثير البيئة الكبرى على صحة الإنسان، وهناك جوانب أخرى تتصل بالصحة الجسدية والعقلية والنفسية لم نتطرق إليها يمكن أن نرجع إليها في بعض الكتب المتخصصة أو على مواقع الانترنيت.

البيئة الصغرى (البيت)

يؤثر البيت أو الأسرة على كل مقومات الحياة لدى الإنسان وبالتالي على مستوى صحته، فمن خلال الأسرة يرث الإنسان ثقافة حياته ومجتمعه، ونعني بالثقافة القيم والمعايير التي توجه الإنسان في صلته بأمه لا تبدأ من يوم ولادته فحسب، وإنما تبدأ قبل ذلك بتسعة أشهر على الأقل، إذ أن تكوين الأم وصحتها قبل حملها ومع بداية الحمل يؤثران على صحة طفلها، فالأم التي تتزوج في سن صغيرة قد لا تكون عظام الحوض لديها قد اكتمل نموها بعد، مما قد يؤدي إلى عسر في الولادة، والأم المصابة بفقر الدم أو لديها نقص في الفيتامينات أو المعادن أو مريضة بالزهري قد يولد طفلها عليلاً بأحد هذه الأمراض.

وفي الثلاث سنوات الأولى من عمر الطفل تتكون القواعد الأساسية لنموه البدني والعقلي والنفسي، فإذا كانت هذه القواعد سليمة في بداية حياته اكتمل نموه في مقتبل الأيام بصورة أفضل. هذه القواعد ترتكز على عوامل عديدة منها: حسن التغذية، ونظافة المنزل، وحرص الأبوين على إعطاء الطفل اللقاحات الواقية ضد أمراض الطفولة، إلى جانب الحب والحنان اللذان يحيطان بالطفل.

وقد أجريت بحوث عدة لدراسة هذه العوامل المختلفة وتأثيرها في تكوين الطفل، فوجد أن الأطفال الذين يحرمون من حاجتهم للغذاء المتوازن، إما لفقر الأسرة أو لجهلها أو لإهمال الأم، يتعرضون لأمراض سوء التغذية.

وفي دراسة عن مرضى الانفصام العقلي Schizophrenia، وهم أكثر من ٤٠٪ من مرضى المصحات العقلية وجد أن نسبة عالية منهم نشأوا في أسر متفككة.

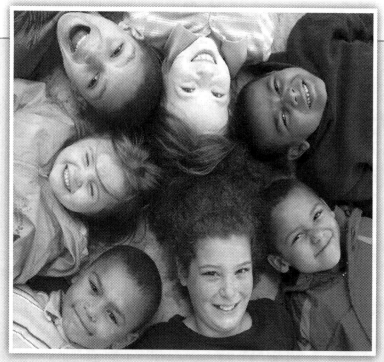

الأسرة الواعية يمكن أن توفر لأفرادها مستوى صحي مرتفع
وذلك بالوقاية من أسباب الحوادث المنزلية.

ومن أكثر أسباب الوفيات لدى الأطفال في سن المدرسة وما قبلها حوادث المنزل
مثل: الحريق والاختناق والوقوع وتناول مواد سامة، وهي في أغلبها يمكن الوقاية منها
لو كانت بيئة البيت سليمة.

والطفل الذي يراعي أبواه أن يأخذانه للطبيب لإعطائه التطعيمات اللازمة ضد
الأمراض المختلفة مثل: الدفتريا والسعال الديكي والتيتانوس وشلل الأطفال في
خلال السنة الأولى من حياته يكتسب مناعة تقيه من هذه الأمراض. ولكننا كثيرا ما
نجد الإهمال أو اللامبالاة أو المعتقدات الخاطئة تحول دون ذلك، فبعض الأمهات
في المجتمعات النامية يعتقدن أن تطعيم السل يؤدي إلى السل، وأن تطعيم الشلل
يورث الشلل وهي جميعها معتقدات خاطئة.

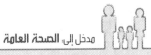
وإذا كان للأسرة بترابط أفرادها وثقافتهم ووعيهم دور كبير في تكوين الطفل بدنيا ونفسيا وعقليا ففي مقومات المنزل الذي يسكنه الطفل تأثير لا يقل أهمية، فالبيت الذي تتوافر فيه قواعد الصحة العامة كالنظافة وحسن التهوية والإضاءة والماء النقي والحمام الصحي والوقاية ضد الحشرات لهو بيت يساعد على تنشئة الطفل تنشئة صحية سليمة.

ومن البدهي أن البيت لا ينتهي دوره في تنشئة الطفل بالتحاق الطفل بالمدرسة، فالمدرسة مرحلة جديدة أخرى تعد امتدادا طبيعيا للمرحلة السابقة، ومن هنا يحتاج الأمر إلى تنسيق كامل بين البيت والمدرسة فهما المؤسستان الرئيستان اللتان تتوليان رعاية الطفل وإعداده للحياة.

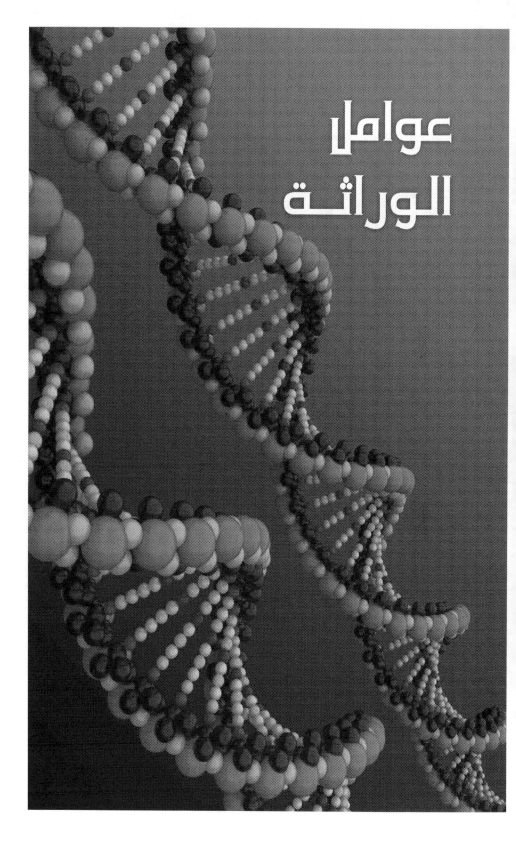

عوامل
الوراثــة

ظهر أول اكتشاف لعوامل الوراثة في القرن التاسع عشر، عندما بدأ راهب نمساوي يدعى جريجور ماندل Mandel.G تجاربه على البازيليا، ووجد أنه إذا زاوج بين بازيليا ذات زهور مختلفة الألوان انتقلت هذه الألوان إلى الفصائل الناتجة عن عملية التزاوج، وقد انتهى إلى أن خصائص البازيليا تنتقل عن طريق أجسام صغيرة دقيقة موجودة داخل الخلايا، بيد أن نظريته أهملت لأكثر من نصف قرن حتى أعيد اكتشافها في بداية القرن العشرين.

وإذا انتقلنا إلى الإنسان نجد أنه من لحظة الالتقاء بين خلية الذكر (الحيوان المنوي Spermatozoon) وخلية الأنثى (البويضة Ovum)، تتحدد كثير من صفات الجنين وخصائصه بعد الولادة مثل لون العينين ولون الشعر والطول والبنية والذكاء وفصيلة الدم وأيضا استعداده لكثير من الأمراض.

وإذا فحصنا خلية بشرية فإننا نجد في وسطها النواة وداخل النواة آلاف من الجينات Genes التي تحمل صفات الوراثة موزعة على ٤٦ صبغة وراثية (كروموزم Chromosomes)، تنتظم في ٢٣ زوجا. وصدق الله سبحانه وتعالى إذ يقول في كتابه الكريم {إنا كل شيء خلقناه بقدر}. هذا التنظيم الجميل الذي أودعه الله في الخلية نجده في جميع خلايا الجسم ما عدا خلايا التناسل (الحيوان المنوي والبويضة)، إذ تحمل الخلية التناسلية عند الرجل والمرأة ٢٣ كروموزوما فقط بدلا من ٤٦، وبالتقاء الخليتين التناسليتين من الرجل والمرأة (الحيوان المنوي والبويضة) تتكون الخلية الملقحة (Zygot) التي تحتوي على ٤٦ كروموزوما، ويحدد جنس الجنين. الكرومزوم الذي يصل من الحيوان المنوي. إذا كان (Y) كان الجنس ذكرا، حيث يجتمع فيه كروموزوم (Y) مع كروموزوم (X) من خلية الأنثى ويكونان (XY)، وإذا لقح البويضة حيوان منوي يحمل كرومزوم (X) أصبح الجنين أنثى (XX).

الوراثة وعلاقتها بالأمراض

للوراثة دخل في أغلب الأمراض المعروفة. والعلاقة بين الوراثة والأمراض تنقسم إلى مجموعات ثلاث:

مجموعة من الأمراض - وهي الغالبة - يعود السبب الرئيس فيها إلى البيئة، لكن الوراثة تلعب فيها دورا مثل: أمراض الربو والسكر وارتفاع ضغط الدم وقرحة المعدة، بمعنى أن الإنسان يولد ولديه استعداداً لمرض من هذه الأمراض، فإذا صادفته ظروف بيئية معينة كمادة التحسس في حالة الربو أو الانفعال الشخصي الشديد والتدخين المفرط للسجائر في حالة القرحة، أو التهاب الكلية في حالة الضغط المرتفع ظهرت عليه أعراض المرض.

وهناك مجموعة من الأمراض السبب الرئيس فيها الوراثة وأفضل مثل نعطيه لها هو الأنيميا المنجلية (Sickle Cell Anaemia)، وهو مرض يصيب بعض المجتمعات في إفريقيا ومنطقة حوض البحر الأبيض المتوسط، وفي المملكة العربية السعودية نجده في واحتي الإحساء والقطيف. حيث يوجد لدى بعض السكان اختلاف جزئي في تركيب مادة الهيموجلوبين، هذا الاختلاف الجزئي لا يسبب لهم أية أمراض وإنما يجعلهم حاملين لصفة المرض.

فإذا ما تزاوج رجل وامرأة كل منهما يحمل صفة المرض، وتصادف أن أنجبا ٤ أطفال فإنه حسب قوانين الوراثة يكون أحد أبنائهما مصابا بالمرض (أي أن هناك تغيرا كليا في مادة الهيموجلوبين لديه)، ويحمل ابنان آخران صفة المرض (تغير جزئي في مادة الهيموجلوبين)، في حين يأتي الطفل الرابع سليما معافى ليس لديه أي تغير في مادة الهيموجلوبين.

المريض بالأنيميا المنجلية يصاب بتكسر في خلايا الدم الحمراء نتيجة التغير الكلي في تركيب الهيموجلوبين، ويصاحب ذلك أعراض الأنيميا المعروفة من ضعف ووهن وإعياء وآلام في العظام والمفاصل وضعف المقاومة للأمراض بالإضافة لتضخم الطحال.

وهناك مجموعة من الأمراض - نادرة نسبيا - يسببها تغير طارئ في طبيعة الكروموزومات نتيجة للإشعاع أو لأسباب أخرى مثل المونغوليزم (تخلف عقلي لدى الأطفال) وفيه يصبح - لسبب غير معروف - عدد الكروموزومات في الخلية ٤٧ بدلا من ٤٦ ويكثر بين الأطفال الذين أنجبتهم أمهاتهم بعد الخامسة والثلاثين من العمر ونسبته ٢ في الألف من الولادات، كما تدل بعض الإحصاءات التي أجريت في بعض الدول العربية أن معدل الإصابة بهذا المرض بين الأطفال ليس ببعيد عن المعدل في أمريكا.

أهمية الأمراض الوراثية من وجهة النظر الوقائية، هي في محاولة اتقاء انتقال المرض الوراثي إلى المواليد إذا كانت هناك دلائل تشير إلى وجوده في العائلة، فمثلا إذا كان في العائلة طفل واحد ذو شفة أرنبية فهناك ٤٪ احتمال أن يولد طفل آخر في العائلة بنفس المرض، وإذا كان الأب وطفل مصابين فهناك ١٧٪ احتمال أن يولد طفل آخر بنفس المرض، وبحساب مثل هذه الاحتمالات يستطيع الطبيب المتخصص أن يتعرف على احتمال حدوث المرض ويعمل على اتقائه.

التشوهات الخلقية

هناك عوامل أخرى بيئية وليست وراثية تؤثر على الجنين داخل الرحم نذكرها هنا لأنها مثل عوامل الوراثة تؤثر على الجنين قبل الولادة.

هذه العوامل - البيئية - قد تكون التهابات ميكروبية أو مواد كيميائية أو عوامل طبيعية، وتأثيرها قد يكون طفيفا أو قد يؤدي إلى تشوهات خلقية أو تخلف عقلي أو الإجهاض، مثال ذلك مرض الزهري إذا أصيبت به الأم في الشهور الأولى من الحمل ولم تعالج منه انتقلت الميكروبات عبر الحبل السري إلى الجنين، حيث تؤدي إلى الإجهاض أو تشوه خلقي عند الولادة أو بعدها، كذلك نجد مثلا آخر في الحصبة الألمانية إذا أصيبت بها الأم في الشهور الأولى من الحمل أدت إلى مضاعفات خطيرة منها: الإجهاض والتشوه الخلقي والتخلف العقلي.

ونذكر مثلا للعوامل الطبيعية: الإشعاع الذي نتج عن قنبلة هيروشيما في الحرب العالمية الثانية، ففي دائرة قطرها حوالي ٤٠٠٠ ميل أصيبت أمهات حوامل بالإشعاع فأجهضن أو ولدن أطفالا مشوهين. كذلك التعرض المفرط لأشعة إكس أثناء الحمل قد يؤدي إلى خطورة على صحة الأم والطفل. وبالنسبة للمواد الكيميائية فلا زال عقار التلامايد الذي كان يعطى كمهدئ للأمهات الحوامل حاضرا في الأذهان، إذ أصيب كثير من الأطفال بالتشوه من جرائه.

كل ما سبق يؤكد لنا أهمية رعاية الأم الحامل وجنينها منذ الشهور الأولى من الحمل. إذ أننا بالكشف الدوري عليها نستطيع أن نكتشف مبكرا كثيرا من المشكلات المرضية، ونتقى بالعلاج المبكر كثيراً من المضاعفات. التثقيف الصحي للأم يمكن أن يجعلها على وعي كاف بأسباب المشاكل الصحية والوقائية منها.

الأحياء الدقيقة

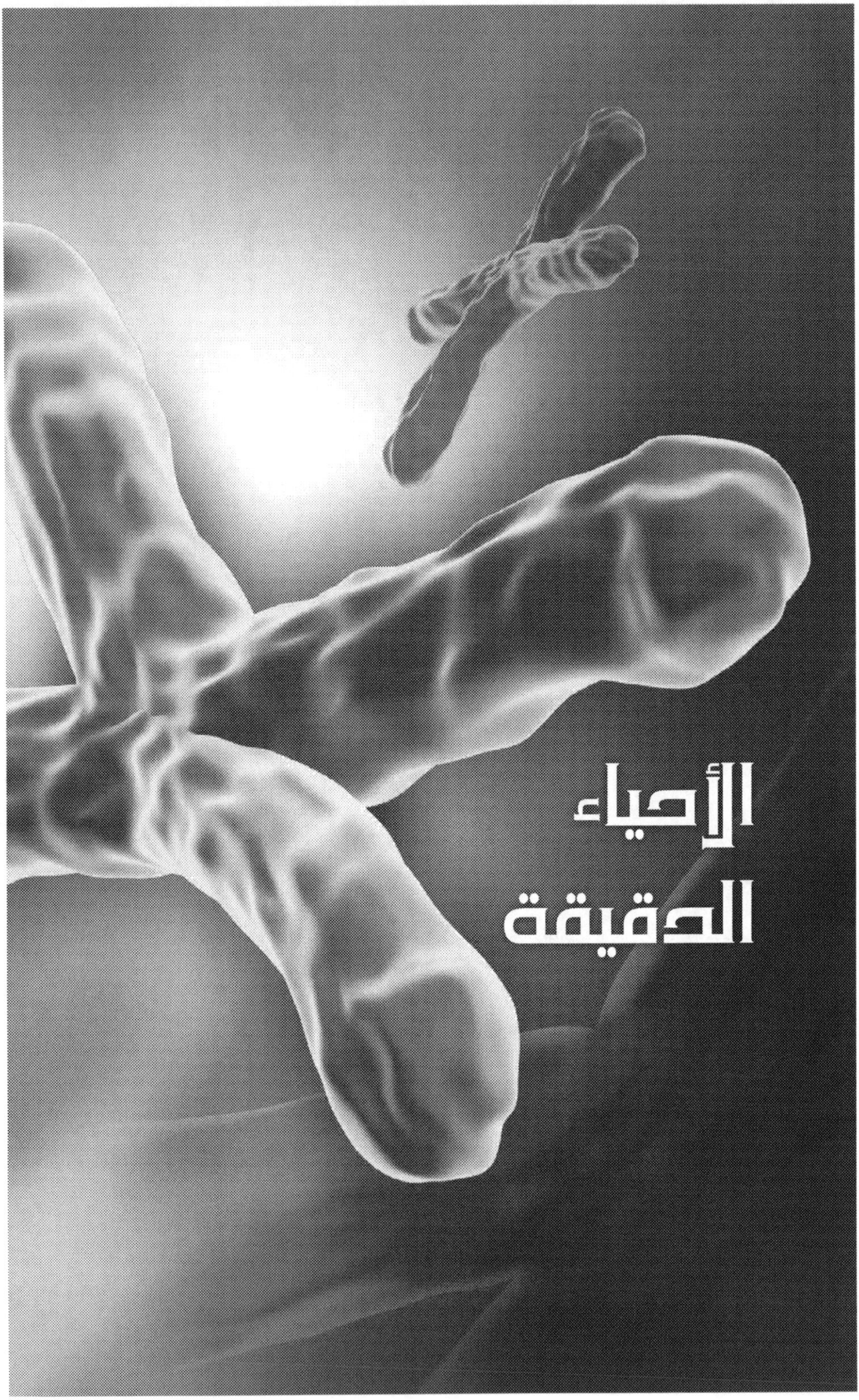

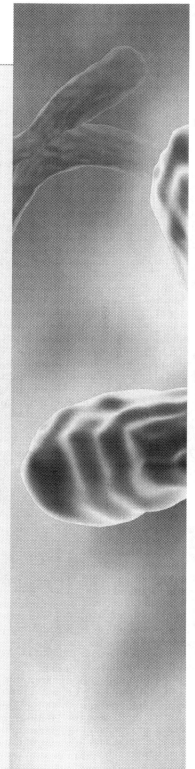

الميكروبات والطفيليات

مسببات الأمراض للإنسان كثيرة ومتعددة، ووسائل الدفاع التي أودعها الله في جسمه أو أحاطه بها في بيئته كثيرة هي الأخرى ومتعددة. قضية الصحة والمرض ما هي إلا عملية توازن وتعادل بين مسببات الأمراض من جانب ووسائل الحصانة والوقاية والرعاية الصحية من جانب آخر. طالما كان هذا التوازن موجوداً، عاش الإنسان متمتعا بصحته، وإذا اختل هذا التوازن تعرض الإنسان للمرض، ولكنه بقدرة الله يعود فيقاوم عوامل المرض ومسبباته بما أودعه الله في جسمه من قدرات دفاعية تساعده للعوده إلى حالة التوازن. واعتمادا على مقدرته على المقاومة وباستخدام عوامل خارجية (مثل العلاج والأمصال والغذاء) تتحدد نتائج المعركة، إما انتصار مبكر لا يخلف وراءه أي آثار مرضية أو هو مرض ينتهي بشفاء أو قد ينتهي بمضاعفات.

مسببات الأمراض قد تكون كائنات حية دقيقة (الميكروبات والطفيليات)، أو عوامل طبيعية مثل: الحرارة أو البرودة الشديدتين والإشعاع، أو عوامل كيميائية مثل: التسمم بالزرنيخ أو الرصاص، أو سوء التغذية، أو الحوادث.

من البدهي أن مسببات المرض مثل الميكروبات والطفيليات لا تكفي وحدها لكي تسبب المرض وإنما لا بد أن تتوافر لها عوامل أخرى: أولها: الاستعداد الشخصي لتلقي المرض، هذا الاستعداد تحدده عوامل السن والجنس والتغذية والوراثة والمناعة الطبيعية أو المكتسبة، وثانيها: ظروف البيئة التي تحيط بالإنسان مثل: المناخ والسكن والمستوى الثقافي والاجتماعي، بالإضافة إلى وجود كائنات حية أخرى تسهم في انتقال المرض مثل الحشرات الناقلة للمرض.

الميكروبات

تنقسم الميكروبات إلى قسمين رئيسيين: البكتيريا، والفيروسات، نورد هذا التقسيم المبسط لتقريب الموضوع للقارئ غير المتخصص

البكتيريا:

كائنات حية صغيرة (ميكروسكوبية)، تتكاثر بالانقسام وتعيش في الماء والهواء والتربة وفي داخل جسم الإنسان، وباختصار في كل ما يحيط بنا من أشياء، بعضها ذو منفعة للإنسان مثل البكتيريا التي تسبب حمض اللبن، وبعضها يعيش في حالة هدنة مع الإنسان، إلى أن تتوافر له عوامل مساعدة في البيئة أو يجد ضعفا في مقاومة الإنسان فيهاجمه ويغزوه.

ولو أننا أخذنا مسحة من مزرعة مختلطة للبكتيريا ووضعناها تحت الميكروسكوب بعد صبغها بصبغات خاصة، لوجدنا أنواعا مختلفة من البكتيريا بعضها كروي وبعضها عصوي أو حلزوني، ولوجدناها مجتمعة أو فرادى، بعضها يعيش داخل الخلايا وبعضها خارجها، ولوجدنا بعضها يتحرك بأهداب دقيقة.

الفيروسات:

الفيروسات كائنات حية أدق بكثير من البكتيريا، لا تُرى تحت الميكروسكوب الضوئي وإنما تُرى من خلال الميكروسكوب الإلكتروني، وهي على خلاف البكتيريا لا تعيش أو تتكاثر إلا داخل الخلية الحية، كما أن هناك اختلافا جذريا بين الفيروس والبكتيريا في تركيب النواة. تتسبب الفيروسات في أمراض كثيرة تصيب البشرية ابتداء من البرد العارض إلى بعض أنواع السرطان.

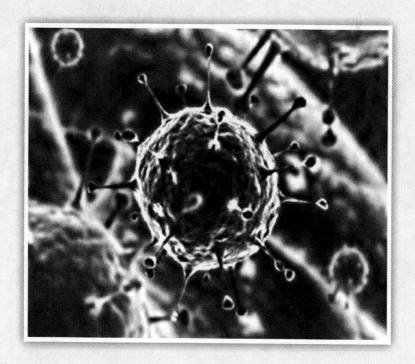

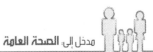
الطفيليات

كائنات حية تعيش متطفلة على الإنسان وعلى كثير من الفقاريات، وتنقسم إلى قسمين: البروتوزوا (الطفيليات ذات الخلية الواحدة):

وهي طفيليات ذات خلية واحدة (مثل الأميبا والملاريا)، يتراوح حجمها من ١ ميكرون إلى ١٠٠ ميكرون، تعيش في الأمعاء أو مجرى الدم، وتتكاثر بالانقسام أو بالتزاوج، وهي تعيش عادة داخل جسم الإنسان ولكنها قد تعيش خارجه، وفي هذه الحالة تقاوم ظروف البيئة إما بتكوين حويصلات ذات غلاف سميك وتبقى ساكنة إلى أن تتاح لها فرصة لغزو الإنسان (مثل الأميبا) أو بأن تعيش داخل كائن حي آخر وتتكاثر فيه إلى أن تتم دورة حياتها في الإنسان (مثل الملاريا).

الديدان:

تختلف في الحجم من مليمتر واحد (مثل الانكلستوما) إلى ١٠ أمتار (مثل الدودة الشريطية)، بعضها ينقسم إلى ذكر وأنثى وبعضها خنثى تجتمع فيها خصائص الذكورة والأنوثة، ينتقل بعضها مباشرة من الإنسان إلى الإنسان (مثل الإسكارس) والبعض الآخر يحتاج إلى عائل وسيط يتم به دورة حياته (مثل البلهارسيا).

والطفيليات بنوعيها تنتشر أكثر ما تنتشر في المناطق الحارة وشبه الحارة، يساعد على انتشارها تخلف البيئة والظروف الاجتماعية والاقتصادية والجهل الصحي.

خصائص عامة للميكروبات والطفيليات

طرق الانتقال:

تنتقل الميكروبات والطفيليات إلى الإنسان بطريقين:

مباشرة: عن طريق الرذاذ كما في الانفلونزا والسل، أو عن طريق الغذاء الملوث كما في الدوسنتاريا، أو بالاتصال الجنسي كما في الأمراض التناسلية.

غيرمباشرة: باستعمال أدوات المريض وأشياءه الخاصة الملوثة كما في التيفويد والتراكوما، أو عن طريق حشرة مثل البعوضة في حالة الملاريا، أو القوقع في حالة البلهارسيا.

وفي العادة يخرج الميكروب أو الطفيلي من نفس الطريق الذي دخل منه إلى الإنسان، فالسل يصيب الإنسان عن طريق الجهاز التنفسي وفي الوقت نفسه يعدي به الآخرين عن طريق الجهاز التنفسي، والدوسنتاريا تصل إلى الإنسان عن طريق الجهاز الهضمي وتعدي الآخرين أيضا عن طريق الجهاز الهضمي.

مدة الحضانة:

هي الفترة ما بين غزو الميكروب أو الطفيلي للجسم وبداية ظهور أعراض المرض، وفيها ينمو الميكروب أو الطفيلي ويتكاثر قبل ظهور المرض.

قد تكون فترة الحضانة قصيرة كما في حالة التسمم الغذائي بسموم البكتيريا العنقودية (٣ – ٤ ساعات) أو الإصابة بالبرد (١ – ٣ أيام)، أو متوسطة تصل إلى نحو أسبوعين مثل الجدري والسعال الديكي والتيفويد، أو طويلة تصل إلى عدة شهور مثل التهاب الكبد الفيروسي.

من المهم معرفة مدة حضانة المرض لمكافحته والوقاية منه، إذ أن كثيراً من الأمراض يكون فيها الإنسان معديا للآخرين أثناء فترة الحضانة أي قبل ظهور أعراض المرض مثل: الجدري والتيفويد والتهاب الكبد الفيروسي.

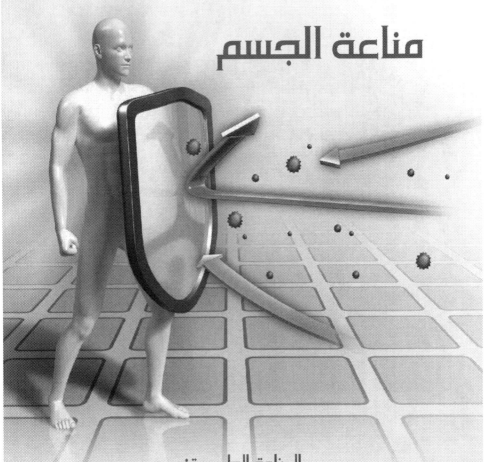

مناعة الجسم

المناعة الطبيعية:

زود الله – جلت قدرته – الجسم البشري بوسائل عديدة للدفاع ضد العوامل المسببة للمرض، بعضها يكون الخطوط الأولى للدفاع مثل: الجلد والغشاء المخاطي المبطن لأجهزة الهضم والتنفس والبول، والأهداب الدقيقة التي تغطي الشعب الهوائية، والعصير الحمضي الذي تفرزه المعدة. وبعضها يكون خطوط دفاع ثانية، مثال ذلك في حالة غزو ميكروب ما للجسم، فإذا ما تعدى الميكروب وسائل الدفاع الأولية يحشد له الجسم أعدادا هائلة من كريات الدم البيضاء تتصدى له، وفي الوقت نفسه تتكون أجسام مضادة مهمتها أن تتحد مع هذا الميكروب وتبطل تأثيره.

المناعة الصناعية (التطعيم):

التطعيم من الاكتشافات الباهرة التي حققها العلم بقدرة الله ضد الأمراض، وقد عرف الإنسان التطعيم منذ القدم، وعندما أجرى ادوارد جينر الطبيب الانجليزي أولى محاولاته في القرن الثامن عشر لتطعيم طفل صغير ضد الجدري باستخدام بثور جدري البقر كان القرويون في انجلترا يعرفون هذه الظاهرة، ولكن محاولته كانت أول تجربة علمية في هذا الحقل تبعتها محاولات أخرى من باستير للتلقيح ضد مرض الكلب والجمرة الخبيثة، ومع منتصف القرن العشرين اتسعت آفاق التطعيم لآماد بعيدة فشملت كثيرا من الأمراض وأصبح التطعيم معولا أساسيا لمكافحة المرض، وقد أدى انتشار استعماله إلى الحد من خطورة كثير من الأمراض

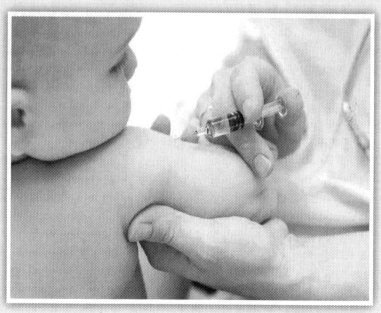

التطعيم ضد أمراض الطفولة من أهم عوامل الوقاية من الأمراض. يجب أخذ التطعيمات بدقة وفي الأوقات المحددة حسب إرشادات الطبيب.

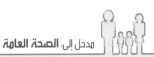

التي كانت سائدة من قبل مثل: الدفتريا وشلل الأطفال والسعال الديكي، وفي انقراض أمراض أخرى مثل الجدري.

يتم التطعيم بإدخال كمية صغيرة مضعفة أو ميتة من الميكروب الذي يراد الوقاية منه عن طريق الفم أو بالحقن في العضل أو تحت الجلد، فيتفاعل الجسم مع هذا الميكروب بدون أن يتأذى منه، ويكون أجساماً مضادة تتولى الدفاع عن الجسم في أي عملية غزو حقيقي للميكروب فيما بعد. هذه الأجسام المضادة قد تبقى في الدم لفترة أسابيع مثل (الأنفلونزا) أو تبقى طيلة حياة الإنسان مثل (الحصبة).

وهناك بضعة أمراض يجب أن يطعم الإنسان ضدها، ومن الأولى أن يتم التطعيم في السنة الأولى من حياة الطفل (مع تطعيم مساعد عند دخول المدرسة)، ولكن إذا لم يكن الطفل قد طعم ضدها في مرحلة الطفولة فليس هناك ما يمنع من التطعيم ضدها فيما بعد. من أهم التطعيمات التي يجب أن يأخذها الطفل من السنوات الست الأولى من حياتها:

الدفتريا والسعال الديكي والكزاز (الثلاثة معاً)، والحصبة والحصبة الألمانية والنكاف (الثلاثة معاً)، والتهاب الكبد الفيروسي ب، وشلل الأطفال،والأنفلونزا، وهناك تطعيمات أخرى تعطى للأطفال في ظروف خاصة.

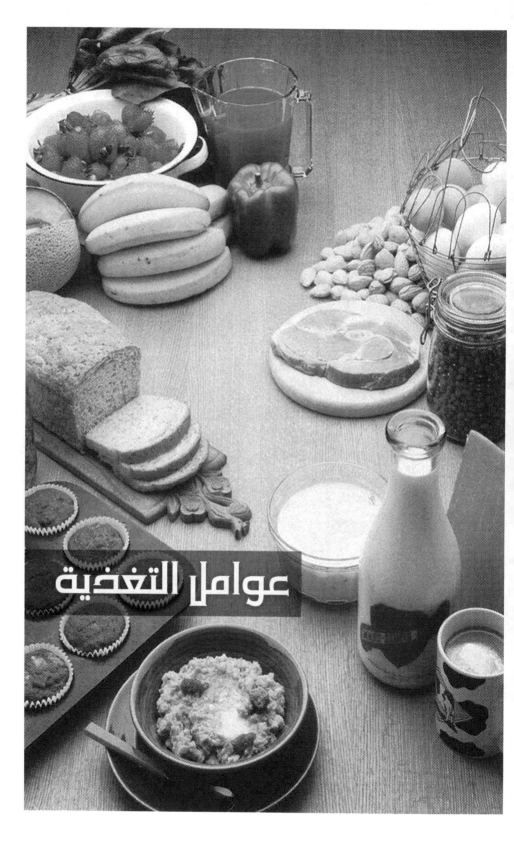

عوامل التغذية

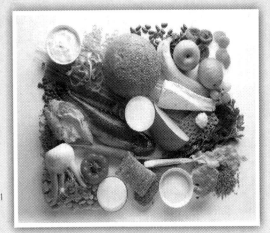

الغذاء السليم.. هو الغذاء المتوازن الذي يفي بحاجة الجسم بدون إفراط ولا تفريط ويتسم بالنظافة.

الغذاء السليم هو القاعدة الأساسية للصحة الجيدة، فهو يزود الإنسان بالطاقة والنمو، والامتداد (التناسل)، ويعطيه مقاومة ضد الأمراض.

الغذاء السليم هو:

١. الغذاء الكافي:

فالإفراط في الغذاء يؤدي إلى السمنة بما يصاحبها من مشكلات مرضية والإقلال منه يؤدي إلى الضعف والهزال وقلة المقاومة للأمراض.

٢. الغذاء المنوع (المتكامل):

أي الذي يجمع بين مختلف أنواع الأطعمة مثل: المنتجات الحيوانية ومنتجات الألبان والفاكهة والحبوب والبقول.. الخ. وبالتالي يحقق التناسب بين عناصر الغذاء المطلوبة.

٣ - الغذاء النظيف:

كثير من الأمراض المتنقلة (المعدية) تنتقل عن طريق الغذاء الملوث.

المواد الأساسية في الغذاء

أولاً: البروتينات (PROTEINS):

توجد في اللحوم والألبان ومنتجاتها والبيض وبعض أنواع الخضار والبقول والحبوب.

مهمة البروتينات بناء خلايا الجسم مما يساعد على النمو وتجديد الخلايا. من مظاهر النقص في البروتينات تخلف النمو الجسدي والعقلي لدى الأطفال وقلة المناعة ضد الأمراض.

تنقسم البروتينات إلى نوعين: بروتينات حيوانية نجدها في المنتجات الحيوانية، وبروتينات نباتية نجدها في البقول والحبوب.

الجسم البشري لا يحتاج عادة إلى أكثر من ١ جم بروتينات حيوانية لكل كيلوجرام من الوزن في اليوم، وتزداد الحاجة إلى البروتينات في مراحل معينة من حياة الإنسان مثل فترات الطفولة والحمل والإرضاع والمرض والنقاهة.

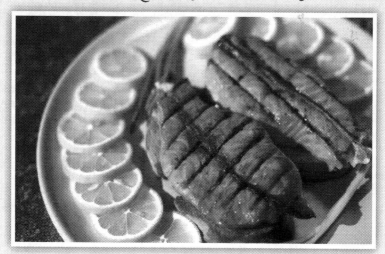

تقديم الغذاء بصورة جميلة أمر تبتهج له حواس النظر والشم والذوق، مما يضفي متعة على وقت الطعام.

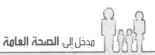
ثانيا: الكربوهيدرات (CARBOHYDRATES)
(المواد السكرية والنشوية):

نجد المواد النشوية في الخبز والأرز والمعكرونة والبطاطس، كما نجد المواد السكرية في السكر وجميع أصناف الحلوى وفي الفاكهة. المواد الكربوهيدراتية (النشوية والسكرية) مهمتها الأساسية إعطاء الطاقة للجسم مما يساعده على العمل والحركة والدفء، ونقصها إذا استمر لفترة طويلة قد يؤدي إلى الإنهاك والإعياء والهزال.

ولأن المواد الكربوهيدراتية رخيصة ومتوفرة يميل كثير من الناس إلى الإكثار منها على حساب المواد الرئيسة الأخرى مثل البروتينات مما يؤدي إلى تحول الفائض منها إلى دهون تترسب في الجسم وتؤدي إلى السمنة. ومن هنا يستحسن الاعتدال في تناولها، كما يجب أن يشجع الأطفال على أكل الفاكهة بدلا من الحلوى لأنها أفضل لصحة الجسم وتقي الأسنان من التسوس، وهذه قاعدة ذهبية يجب أن تطبق في البيت كما تطبق في مقصف المدرسة.

ثالثا: الدهون (FATS): وهي نوعان:

- دهون حيوانية مثل: شحوم الحيوانات والسمن البلدي والزبدة والمرجرين، وهي تحتوي على نسبة عالية من الكوليسترول.

- دهون نباتية مثل: زيت الزيتون وزيت جوز الهند وهي تحتوي على نسبة ضئيلة من الكوليسترول.

ولما كانت زيادة نسبة الكوليسترول في الدم قد تؤدي إلى تصلب الشرايين، فإنه ينصح باستعمال الدهون النباتية بدلا من الدهون الحيوانية. مهمة الدهون إعطاء الطاقة الحرارية للجسم، كما أنها تساعد على امتصاص بعض الفيتامينات.

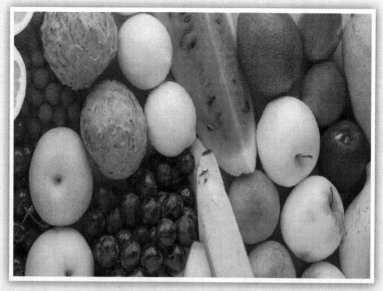

الفاكهة بأنواعها غذاء أفضل من المعجنات والحلويات والسكاكر، لما تحتويه من فيتامينات ومعادن وسكريات سهلة الهضم والامتصاص، وألياف تساعد على الهضم وبناء الخلايا.

رابعا: الفيتامينات (Vitamins):

مواد أساسية يحتاجها الجسم بكميات صغيرة، تساعد على عمليات التمثيل الغذائي وبناء الجسم وإعطائه الحيوية والطاقة، وهي أنواع كثيرة لا توجد في طعام واحد وإنما في أنواع الأطعمة المختلفة سواء كانت حيوانية أو نباتية، ومن هنا كانت الأهمية المطلقة لتنوع الغذاء، نستعرض هنا باختصار بعض أنواع الفيتامينات المهمة:

- فيتامين أ: يوجد في الكبد وزيت كبد الحوت والخضار مثل: الجزر والبطاطس والسبانخ، ونقصه يسبب العشى الليلي وتقشف الجلد ونشاف القرنية والملتحمة بالعينين مما قد يؤدي إلى التقرح وربما فقدان البصر، كذلك يؤدي نقصه إلى سهولة الإصابة بالنزلات الشعبية والإسهال، وضعف المقاومة ضد الميكروبات، وتأخر النمو لدى الأطفال.

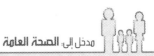

– فيتامين ب المركب: تعبير يطلق على مجموعة من الفيتامينات مثل: فيتامينات ب١، ب٢، ب٦، ونياسين وثيامين الخ. هذه الفيتامينات تدخل في عملية التمثيل الغذائي ونقص واحد منها أو أكثر يصيب الجسم ببعض مظاهر سوء التغذية.

هذه المجموعة لا توجد في غذاء واحد، وإنما في كثير من الأغذية وبمقادير متفاوتة، فمثلا نجدها في منتجات اللحوم والألبان والخضار والفاكهة والدقيق الأسمر وصفار البيض والعدس وزيت السمك، ومن هنا كانت أهمية تنوع الغذاء.

– فيتامين ج: نقصه في الجسم يؤدي إلى مرض الاسقربوط، وأعراضه التهاب وسهولة إدماء اللثة وتسوس الأسنان وتساقطها، والنزيف تحت الجلد وفي الأغشية المخاطية نتيجة للكدمات. يوجد فيتامين ج في الموالح والبرتقال والليمون واليوسفي والطماطم وفي كثير من أنواع الخضر والفاكهة.

– فيتامين د: يكون الجسم فيتامين د بمساعدة أشعة الشمس، كما أنه يوجد في زيت كبد الحوت. يؤدي النقص في هذا الفيتامين إلى عدم ترسب الكالسيوم بقدر كاف في العظام، وبالتالي إلى لين العظام Rickets. يصيب المرض أساسا الأطفال في سن المشي (الثانية من العمر) ومظاهره اختلاف في تكوين الهيكل العظمي بحيث تصبح العظام لينة تتقوس تحت ثقل الجسم ويصاحب ذلك ضعف عام وآلام، وقد يصيب الكبار أحيانا. المفروض ألا يوجد مثل هذا المرض في المجتمع العربي لتوفر أشعة الشمس إلا أن بعض العادات والتقاليد (مثل المبالغة في لف الطفل في القماط) تحرم الطفل من أشعة الشمس مما قد يؤدي إلى المرض.

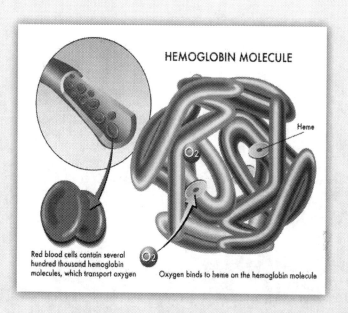

HEMOGLOBIN MOLECULE

Heme

O₂

Red blood cells contain several hundred thousand hemoglobin molecules, which transport oxygen

Oxygen binds to heme on the hemoglobin molecule

خامسا: المعادن (Minerals):

يحتاجها الجسم بكميات صغيرة وهي موجودة في الماء وفي الغذاء المنوع ومن أهمها:

١ – الكالسيوم: يدخل في تركيب العظام والأسنان، ويوجد في الحليب والجبن والخضار، ونقصه قد يؤدي إلى لين العظام والتأخر في نمو الأسنان.

٢. الحديد: يدخل في تركيب مادة الهيموجلوبين الموجودة في كريات الدم الحمراء والتي تنقل الأوكسجين من الرئتين إلى الخلايا لتتم عملية الاحتراق، يوجد الحديد في الكبد واللحوم والبيض والخضار والدقيق الأسمر، ونقصه يؤدي إلى فقر الدم، ومن مظاهره سرعة الإجهاد والدوخة وعدم التركيز وفقدان الشهية والضعف العام. فقر الدم من أكثر الأمراض الموجودة بين الأطفال في المجتمع العربي خاصة الطبقات الفقيرة.

٣. الفلور: من المعادن المهمة التي تقي الأسنان من التسوس، ويوجد بكميات صغيرة في الماء. يستخدم أحيانا في تغطية أسنان الأطفال كل بضعة سنوات لوقايتها من التسوس.

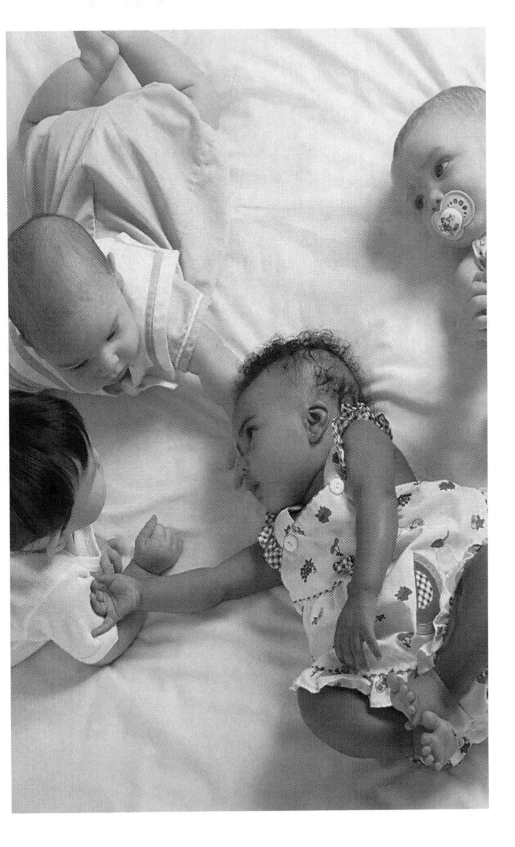

النمو والتطور

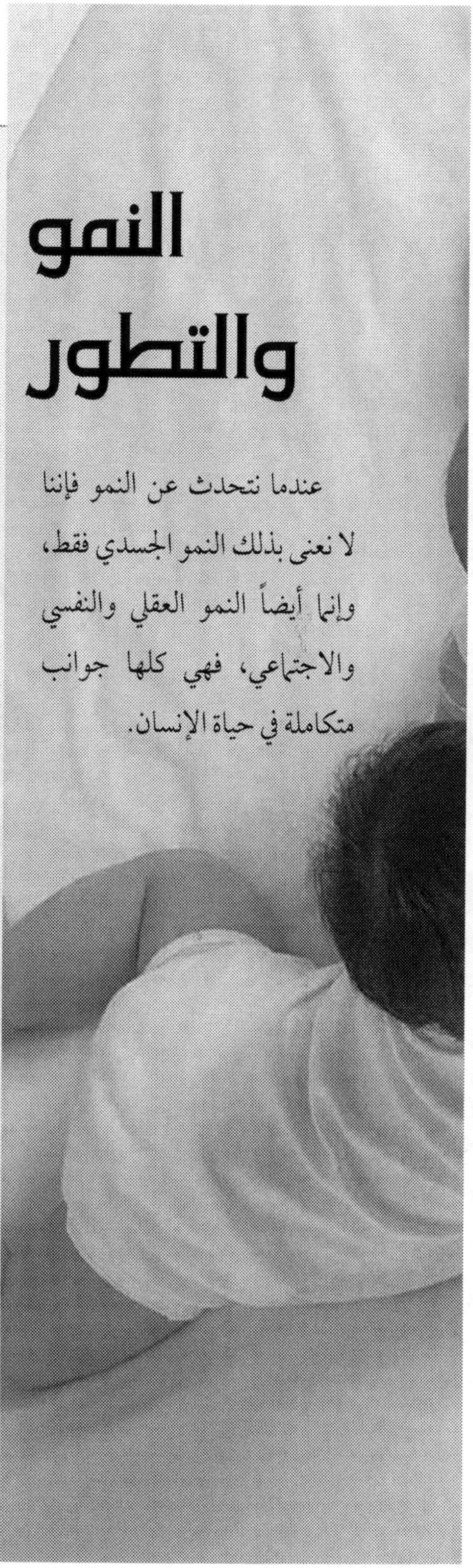

عندما نتحدث عن النمو فإننا لا نعني بذلك النمو الجسدي فقط، وإنما أيضاً النمو العقلي والنفسي والاجتماعي، فهي كلها جوانب متكاملة في حياة الإنسان.

النمو الجسدي

يتكون الجسم البشري من أجهزة (مثل: الجهاز الهضمي والجهاز التنفسي)، وكل جهاز يتكون من أعضاء (مثل: القلب والمعدة والعين) وكل عضو يتكون من أنسجة، والنسيج يتكون من خلايا، والخلية هي وحدة الخلق. تتكون الخلية من جدار خارجي في داخله مادة بروتينية (بروتوبلازم) يتوسطها النواة وكل خلية تحتوي على آلاف المواد الكيميائية ولكل مادة منها عمل خاص تقوم به، والنواة هي التي تسيطر على أعمال الخلية ووظائفها، كما أنها تحمل صفات الوراثة. جميع الخلايا في الفرد تبدأ من خلية واحدة ملقحة تكونت في رحم الأم نتيجة التقاء خليتي الذكر والأنثى، ومن هذه الخلية الملقحة تبدأ عملية انقسام مستمرة يصحبها تنوع في شكل ووظيفة وتركيب الخلايا، فمنذ الأسابيع الأولى من الحمل تتكون الخلايا العصبية

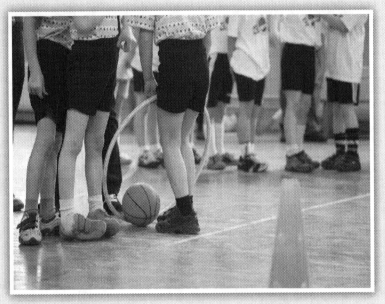

الألعاب الجماعية توفر للطفل الحركة والطاقة كما تسهم في تدريبه على التعامل مع الآخرين.

والخلايا العضلية والخلايا العظمية وغيرها من الخلايا، وتنفرد كل مجموعة من هذه الخلايا بخصائصها.

يولد الإنسان بعد نحو من ٢٨٠ يوما من بداية آخر دورة شهرية للأم، ومنذ اللحظات الأولى من ولادته، بل وحتى قبل ذلك أي وهو لا يزال جنينا في رحم أمه، يكون معرضا لعاملي البيئة والوراثة اللذان يشكلان مقوماته الجسدية والنفسية والعقلية.

يزن الطفل عند ولادته نحو ٣٫٥ كيلوجرامات وطوله نحو ٥٠سم ويختلف نموه من مرحلة إلى أخرى، فيتسارع نموه في الستة أشهر الأولى ثم يتباطأ نسبيا إلى أن تحدث طفرة النمو عند البلوغ (١١ – ١٤ سنة). ويختلف الأطفال الطبيعيون اختلافا شديدا في النمو، فقد ترى طفلا يتحدث قبل طفل آخر في حين أن الثاني

يمشي قبل الأول، أو تظهر أسنانه قبله، وهي اختلافات طبيعية ترجع إلى عوامل الوراثة والسلالة والتغذية وظروف البيئة معا.

يقاس نمو الطفل الجسدي في مراحل حياته بمقاييس متعارف عليها مثل: الطول والوزن ومحيط الرأس ومحيط الصدر، وتوضع لكل من هذه المقاييس رسوم بيانية تمثل النمو الطبيعي للأطفال.

تخلف النمو الجسدي لدى الأطفال: قد يرجع إلى عدة أسباب من أهمها:

- سوء التغذية.
- الأمراض الميكروبية (مثل السل).
- أمراض الطفيليات (مثل البلهارسيا والإنكلستوما).
- الأمراض المزمنة (مثل أمراض الكبد والكلى والبنكرياس).
- أمراض الغدد (النخامية والدرقية والغدة فوق الكلى).
- الأمراض الوراثية (مثل المنغوليزم).
- عوامل نفسية (مثل افتقاد الطفل لثدي أمه ورفضه تناول طعام آخر).

تخلف النمو في المراحل الأولى من حياة الطفل نتيجة لسوء التغذية مثلا – إذا لم يعالج مبكرا – قد تصاحب آثاره المرء في جميع مراحل حياته حتى لو تحسن غذاؤه فيما بعد، ومن هنا جاءت أهمية مراقبة الأطفال في البيت والمدرسة واكتشاف معدلات النمو لديهم، وأيضا الاهتمام بالتغذية في سن المدرسة وما قبلها.

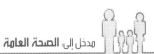
النمو النفسي

في السنوات الأولى من حياة الطفل تتبلور كثير من اتجاهاته النفسية وسلوكه في الحياة، ففي هذه المرحلة المبكرة يتفاعل الطفل مع الحياة ويمارس فيها جميع المشاعر الإنسانية من حب وكراهية وغيرة ورضا وسخط وابتهاج وألم.

قد لا يستطيع الطفل الصغير أن يعبر عن نفسه بالكلمة ولكنه يعبر عنها بطرق أخرى عديدة، فالطفل القلق المضطرب نفسيا قد يقضم أظافره، أو يتبول في الفراش ليلا، وإذا أحس بالغبن قد يضرب رأسه في الجدار.

وكذلك الطفل في سن المدرسة قد يعجزه التعبير بالكلمات أحيانا، إلا أن مظاهر الاضطراب النفسي قد تنعكس على سلوكياته أو سيره الدراسي أو علاقته بزملائه ومدرسيه.

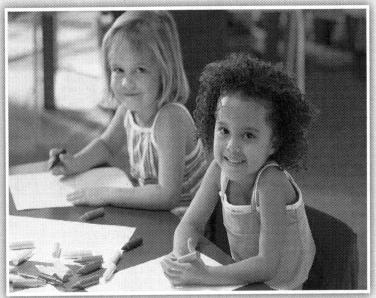

الطفل في سنواته الأولى في المدرسة يجب أن يحاط بالبيئة المثيرة للاهتمام التي تساعده على التساؤل والبحث والاكتشاف والتعلم المقرون باللعب، الأمر الذي يسهم في بناء قدراته العقلية والنفسية.

ويخطئ الكثير من الآباء والأمهات والمربين في نظرتهم إلى الطفل إذا اعتبروا أنه شخصية غير مكتملة أو أنه إنسان ناقص، إذ أنه في الواقع شخصية مكتملة، كل ما هنالك أنه في بداية تجربته مع الحياة. هذه التجربة يجب أن تحاط بكثير من الوعي والإدراك والتفهم والاحترام من المحيطين به خاصة أبويه ومدرسيه، وهذا يذكرنا بالعلاقة الوثيقة التي يجب أن تكون بين البيت والمدرسة.

الطفل في حاجة ماسة إلى الاكتفاء النفسي الذي يوفر له الحب والحنان والتفهم والاحترام، فإذا افتقد هذا الاكتفاء اضطربت نفسه وعانى من هذا الاضطراب. والطفل الذي يتحول عنه حب أمه وحنانها فجأة إلى أخيه الأصغر يعاني من هذا التحول، ويبدو قلقه ومعاناته في قضمه لأظافره أو اللعثمة في كلامه أو التبول في فراشه أو رفضه للطعام، وهو في كل هذا يحاول أن يستثير اهتمام أمه به.

والطفل في مدرسته في حاجة إلى التربية الصحيحة المبنية على فهم صحيح لطبيعة مشاعره، التربية التي تأخذ بيديه في تجربته مع الحياة ليتعرف على الصحيح والخطأ بدون محاولة لقسره أو الضغط عليه، فالقسوة كما كانت تمارس في جيل سابق وما زالت تمارس في بعض مدارسنا خطأ تربوي، نجد أن من أكثر صورها شيوعاً النقد الحاد الذي يكبت حرية التصرف والاعتماد على النفس لدى الطفل ويعلمه الخنوع وأحيانا الثأر لنفسه متى استطاع.

في سن الخامسة يبدأ الطفل أولى محاولاته الحقيقية للاعتماد على نفسه في أمور كثيرة. ففي هذه السن تكثر أسئلة الطفل عما حوله، وعلى الأبوين والمربين في المدرسة ورياض الأطفال أن يحترموا هذه التساؤلات ويحاولوا الإجابة عليها بوضوح وصدق وموضوعية بما يتناسب مع سنه.

تبدأ في المدرسة مرحلة جديدة في حياة الطفل، مرحلة يتعلم فيها كيف يتعامل مع الآخرين من غير أفراد أسرته، ويكيف سلوكه وتصرفاته لينشئ معهم علاقات متداخلة، وعلى الأبوين والمربين في هذه المرحلة أن يوجهوا الطفل بطريقة لا تفقده استقلاله، وأن يلاحظوا ميوله واتجاهاته فيساعدوه على إنمائها، وإذا لاحظوا على الطفل تصرفات غير طبيعية عليهم أن يتناولوا أسبابها بالبحث والعلاج بدلا من الردع أو النقد غير المجدي.

في نهاية مرحلة الطفولة وبداية البلوغ يمر الطفل بتغيرات فسيولوجية طبيعية تؤثر على نموه الجسماني وسلوكه وتصرفاته، وهي مرحلة حرجة يجب على الآباء والمربين تفهمها ومساعدة الطفل على التغلب على مشكلاته فيها بشيء من الصراحة والوضوح، ويا حبذا لو رجع الآباء والأمهات والمربون إلى بعض الكتب المتخصصة في هذا الموضوع.

النمو العقلي

ليس هناك تعريف واحد متفق عليه للصحة العقلية، كما أن الخط الذي يفصل بين الصحة العقلية والصحة النفسية خط دقيق متداخل. ولكننا نستطيع أن نقول أن الصحة العقلية هي: الاكتفاء النفسي للإنسان، وقدرته على التكيف.

الاكتفاء النفسي للإنسان يتحقق أساسا بشيئين، أولهما: قدرة الإنسان على أن يحب الحياة والآخرين وما يتبع ذلك من حب الآخرين له (لا يؤمن أحدكم حتى يحب لأخيه ما يحب لنفسه)، وثانيهما: شعور الإنسان بقيمته وأهميته.

أما القدرة على التكيف، فإن الإنسان ينميها من خلال تجاربه في الحياة بحيث يستطيع التعايش مع الآخرين، ومواجهة الضغوط النفسية التي تولدها البيئة من

حوله بما فيها من معاني التزاحم والصراع والإثارة.

وككل المقومات الصحية الأخرى تعتمد الصحة العقلية على الوراثة والبيئة، فالإنسان يرث مقوماته العقلية مثل: الذكاء والاستجابة للمؤثرات الخارجية والاستعداد لبعض الأمراض العقلية والنفسية مثل: انفصام الشخصية (الشيزوفرانيا) أو الاكتئاب من أبويه أو أجداده، وتقوم البيئة ببلورة هذه الاستعدادات الوراثية.

وبما أن أسس الصحة العقلية هي القدرة على إعطاء الحب للآخرين وتقبله منهم والتكيف مع الحياة، فإن بناء هذه الأسس يبدأ في البيت أثناء السنوات الأولى من حياة الطفل وتكتمل في المدرسة، فالطفل الذي يحيطه أبواه في البيت ومعلموه في المدرسة بالحب والفهم والاحترام يساعدونه على الاعتماد على النفس، وعلى أن يمر بتجاربه الطفولية بحيث يخطئ ويصيب فيها بدون أن يغرقونه بالحماية المفرطة أو النقد اللاذع، ويعودونه على أن يعبر عن نفسه بوضوح بدلا من إرهاقه بالتبكيت والنقد والتوجيه المستمر، مع شيء من الحزم البعيد عن القسوة فيما يتصل بالصواب والخطأ، بمثل هذه التربية ينمو الطفل ولديه إحساس بالاكتفاء النفسي والقدرة على التكيف.

علينا أن ندرك أنه ليس هناك إنسان كامل – فالكمال لله وحده – وكل واحد منا لديه إمكانات (جوانب قوة) وله حدود (جوانب ضعف)، ونحن نختلف في إمكاناتنا وحدودنا، والإنسان السوي هو الذي يعرف جوانب القوة فيه فينميها، وجوانب الضعف فيتقبلها – وقد يضحك منها – ويسعى لتطويرها، ولكن بدون أن يكبد نفسه مشقة المقارنة المستمرة بينه وبين الآخرين.

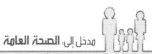

أسباب الاضطرابات النفسية والعقلية:

- أسباب وراثية: مثل: الشيزوفرانيا (الإنفصام) أو الاكتئاب النفسي.

- أسباب جسدية: تؤثر بعض الأمراض الجسدية على الصحة العقلية، فمثلا قد تؤدي الأنيميا الحادة إلى الهبوط المعنوي والقلق وفتور الشعور واللامبالاة، وقد تؤدي البلاجرا (نقص فيتامين ب المركب نتيجة للاعتماد على الذرة كغذاء رئيس) أو الكواشيركور (نقص البروتين في الغذاء) أو قلة إفراز هورمون الغدة الدرقية إلى حالات من التخلف العقلي.

- أسباب اجتماعية: الضغوط النفسية التي يلقاها الإنسان في المدينة أكثر من الضغوط النفسية التي يجدها في الريف أو البادية.

ومن هنا كانت قدرة الأبوين والمعلمين على التعرف المبكر للانحرافات أو الاضطرابات العقلية أمر ضروري، وفي السنوات الأخيرة أصبحت هناك طفرة في علاج الأمراض العقلية والنفسية نتيجة لتطور أساليب العلاج النفسي والعقاقير والتأهيل الاجتماعي والمهني، وأصبح العلاج خارج المستشفى أو في العيادات الخارجية هو القاعدة بدلا من الدخول للمستشفيات كما كان الأمر سابقا.

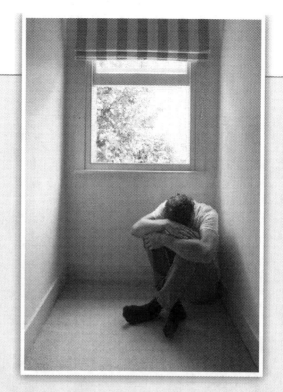

الوقاية من الاضطرابات النفسية والعقلية:

١. الوقاية من العوامل الوراثية (تخيروا لنطفكم فإن العرق دساس). وهناك مراكز في كثير من دول العالم لتحديد المشكلات الوراثية قبل الزواج أو قبل الولادة مما يساعد على تفاديها، وحسنا فعل المسئولون في بلادنا، إذ فرضوا إجراء بعض الفحوصات المهمة على العروسين قبل الزواج.

٢. تنشئة الطفل في البيت والمدرسة في إطار من الحب والتفهم والاحترام بعيدا عن التدليل أو القسوة حتى ينمو وهو قادر على الأخذ والعطاء والتكيف مع الحياة.

٣. توفير صحة بدنية سليمة عن طريق الغذاء السليم والرعاية الطبية والرياضة البدنية، فالجسم وحدة واحدة إذا اشتكى منه عضو تداعت له الأعضاء الأخرى.

٤. التشخيص المبكر والعلاج المبكر يساعدان على تفادي تفاقم المرض ومضاعفاته.

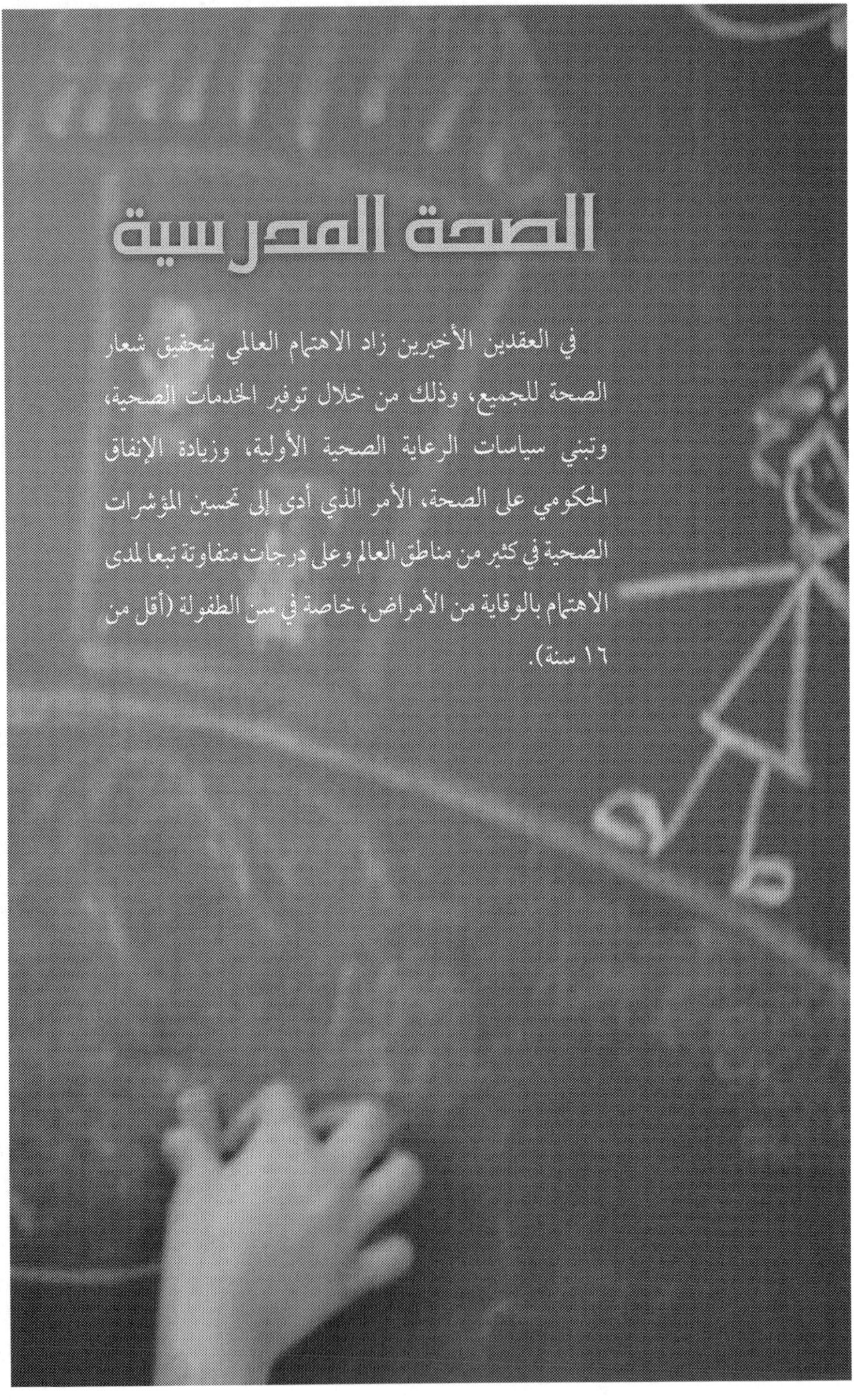

الصحة المدرسية

في العقدين الأخيرين زاد الاهتمام العالمي بتحقيق شعار الصحة للجميع، وذلك من خلال توفير الخدمات الصحية، وتبني سياسات الرعاية الصحية الأولية، وزيادة الإنفاق الحكومي على الصحة، الأمر الذي أدى إلى تحسين المؤشرات الصحية في كثير من مناطق العالم وعلى درجات متفاوتة تبعا لمدى الاهتمام بالوقاية من الأمراض، خاصة في سن الطفولة (أقل من ١٦ سنة).

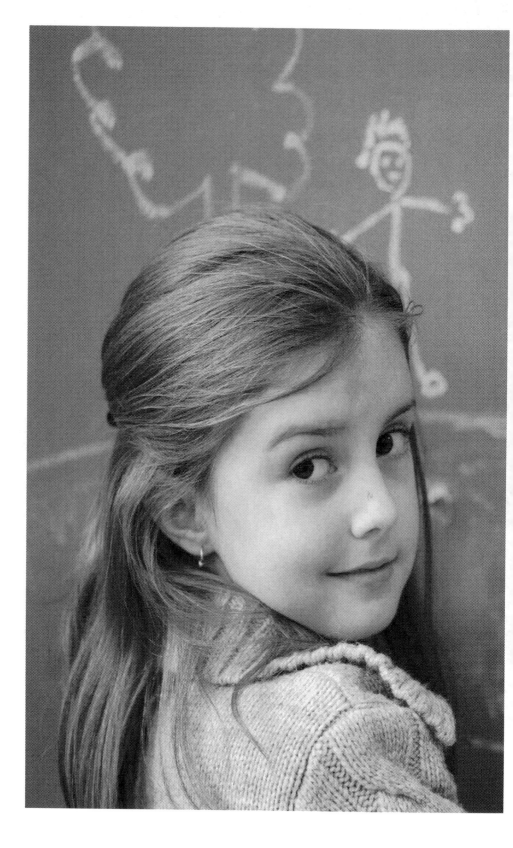

وبما أن الصحة المدرسية تعد من أهم المجالات وأوسعها مدى لتحقيق الصحة العامة، فقد اهتم كثير من الدول بطلاب المدارس في سياساتها التعليمية والصحية، وذلك لاعتبارين أساسيين:

١. يشكل الطلاب في سن المدرسة أكبر شريحة في المجتمع، ويقدر عددهم بنصف عدد السكان.

٢. ينعكس الاهتمام بصحة طلاب المدارس على أدائهم الدراسي، والذي تسهم نتائجه في دفع وتسريع عجلة التنمية الاقتصادية والاجتماعية.

من أهم وسائل تحقيق الصحة المدرسية إعداد اختصاصيين صحيين يقومون بتطوير الصحة المدرسية في جوانبها المتعددة. وقد عقد حول هذا الموضوع العديد من المؤتمرات العالمية تحت رعاية المنظمة العالمية للثقافة والعلوم (UNESCO)، ومنظمة الصحة العالمية (WHO)، ومنظمة رعاية الطفولة (UNICEF). من أهم هذه المؤتمرات كان المؤتمر العالمي لتطوير الصحة المدرسية الذي عقد في أدليد باستراليا في منتصف السبعينيات الميلادية من القرن الماضي، والذي أكد على أهمية الصحة المدرسية وضرورة تعاون كل القطاعات المهتمة بالصحة، خاصة وزارتي المعارف والصحة، وأوصى بدمج جوانب من صحة البيئة والتغذية والتثقيف الصحي وغيرها من المجالات الصحية تحت مسمى الصحة المدرسية.

وفي جامعة مينوسينا الأميركية أجريت دراسة عن المعلومات الصحية لدى معلمي المدارس الابتدائية الحاصلين على شهادات جامعية، فكانت النتائج مخيبة للآمال، لذا اقترح الباحثون عقد دورات في التثقيف الصحي لمعلمي المدارس.

وفي بريطانيا قام باحثون بتدريب طالبات في معاهد المعلمات على التثقيف

الصحي، وكانت النتيجة تحسنا واضحا في المعلومات الصحية لديهن، وأكد الباحثون أن من أسباب نجاح الصحة المدرسية أمران:- أولهما: تطوير ثقافة المعلم الصحية، وثانيهما: جدية المدارس في تطبيق البرامج الصحية.

ومن الأسف أن الرعاية الصحة المدرسية في العالم العربي علاجية في أغلبها، وتفتقر إلى الجانب الذي يعنى بغرس السلوك الصحي السليم لدى طلاب المدارس، بحيث ينشؤون منذ باكورة حياتهم على أسلوب صحيح في الحياة، في المأكل والمشرب والحفاظ على البيئة والتعامل مع الحياة.

من خلال الدراسات التي أجريت والمؤتمرات التي عقدت، خرجت مجموعة من التوصيات نستطيع أن نلخصها في التالي:

- الاهتمام بطلاب المدارس وتطويرهم صحيا أمر بدهي، خاصة وأن نسبة الذين هم دون السادسة عشرة من العمر تصل إلى نحو نصف عدد السكان، والمدارس هي المكان الأمثل لتثقيفهم وتربيتهم صحيا.
- جاء في تقرير المدير العام لمنظمة الصحة العالمية في مؤتمر (التعليم للجميع)الذي عقد في تايلاند عام ١٩٩٠م أن التعليم يجب أن يهيئ الطفل لكي يكون متمتعا بالصحة الجسدية والنفسية والعقلية، وأن تأخذ الصحة المدرسية الأولوية في خطط التنمية الوطنية، كما أشاد التقرير بدور المعلم في التربية الصحية المدرسية.
- التطور العقلي السريع للطفل وما يتميز به من فضول في سن الدراسة يجعل المدرسة مكانا ملائماً لغرس المعلومات الصحية والمبادئ والقيم في ذهن الطفل وإكسابه المهارات بسهولة.
- للمعلم دور كبير في التربية الصحية لما له من تأثير على طلابه، وتؤكد الدراسات

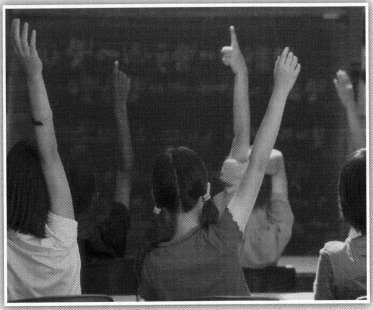

بتطبيق أسلوب التعلم النشط يشارك الأطفال في الحوار والمناقشة، ويشجعوا على إبداء الرأي. الأمر الذي يسهم في إنماء مداركهم وشحذ ملكاتهم ومواهبهم.

أهمية دور المعلم في تخطيط وتنفيذ وتقييم البرامج الصحية في المدرسة.

- أهمية تثقيف الطالب في سن مبكرة عندما يبدأ الطالب في تكوين مهاراته البدنية والعقلية. كما أنه على المدرسة أن توفر له مجالا واسعا للاكتشاف والتجريب وتفهم الحقائق العلمية مما يساعد على نموه الإدراكي السريع.

- في كتاب (مرشد المعلم) لمنظمة الصحة العالمية ذكر أن المعلم يمكنه أن يقوم بدور رائد في مجال صحة المجتمع، فالأطفال متى تربوا على المفاهيم والمواقف والأنماط السلوكية الصحيحة رسخت هذه المفاهيم في أذهانهم وانتقلت منهم إلى أسرهم وإلى المجتمع.

للمعلم دور كبير في التأثير على السلوك الصحي لتلاميذه للأسباب التالية:

١. قدرته على توجيه الرسائل إلى جميع الطلاب.

٢. قوة تأثيره على الطلاب من خلال الاتصال اليومي المباشر بهم.

٣. العلاقة الوطيدة بين المعلم والطلاب مما يجعل المعلم على دراية بإمكانات الطالب واحتياجاته.

٤. خبرة المعلم في مجال التعليم النفسي والتربوي.

برنامج تدريب أخصائيين في الصحة المدرسية

تركز كل من اليونسكو ومنظمة الصحة العالمية على أهمية تدريب أخصائيين في الصحة المدرسية ليقوموا بالإشراف على الصحة المدرسية وتطويرها، لذلك يفضل أن يكون أخصائي الصحة المدرسية حاصلاً على مؤهل جامعي يتبعه تدريب على الجوانب المختلفة للصحة المدرسية والتي تشمل:

– أسس الصحة العامة.   – التثقيف الصحي.

– مبادئ التغذية.   – الأمن والسلامة المدرسية.

– صحة البيئة والمجتمع.   – الإسعافات الأولية وإنقاذ الحياة.

هذا المنهج التدريبي جدير بأن يهيئ أخصائي الصحة المدرسية للعمل في إطار تعريف منظمة الصحة العالمية للصحة «الصحة ليست مجرد الخلو من المرض وإنما هي التكامل النفسي والجسدي والاجتماعي والعقلي»، والقدرة على غرس المفاهيم الصحية لدى الطلاب، والارتفاع بمستوى بيئة المدرسة وتغذية الطلاب والإسهام في اكتشاف الحالات المرضية مبكراً ومتابعة علاجها من قبل الوحدة الصحية، وربط المدرسة بالبيت والمجتمع.

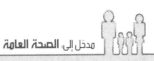
أهم تسع مشاكل صحية في المدارس بناء على استفتاء وجه إلى مجموعة من المدرسين في عدة مناطق بالمملكة العربية السعودية.

١. الحوادث   ٢. سوء التغذية   ٣. أمراض الجهاز التنفسي

٤. مرض السكري   ٥. الأمراض النفسية   ٦. تسوس الأسنان

٧. الأمراض الجلدية   ٨. التدخين   ٩. السمنة

وفي دراسة أجريت حول المناهج الدراسية في مختلف سنوات التعليم المدرسي بالمملكة، وجد الآتي:

- يوجد كم لا بأس به من مواد العلوم الصحية في المناهج التعليمية والتي يمكن الاستفادة منها بشكل أكبر في عملية التربية الصحية.

- أكثر المواد الدراسية شمولا للمواضيع الصحية هي مواد العلوم، والتربية الإسلامية، واللغة العربية، والاقتصاد المنزلي.

- تتفاوت درجة عرض هذه العلوم الصحية بين البساطة والعمق.

- بعض المعلومات الصحية جاء في غير موضعه، فمثلا في مناهج تعليم البنات، جاء أول ذكر للدورة الشهرية في المرحلة الثانوية، أي بعد البلوغ بفترة من الزمن.

- حجم التغطية للعلوم الصحية في المناهج غير متوافق مع أولويات المشاكل الصحية المدرسية.

- تم التركيز في معظم الأحيان على زيادة المعرفة أكثر من تنمية المهارات وتطوير السلوك.

الخلاصة هي أن المعلم يستطيع إذا ما تدرب على قواعد وأساليب التربية الصحية أن يستفيد من العلوم الصحية المتناثرة في ثنايا المناهج الدراسية في عمله كمطور صحي.

صحة الأسنان

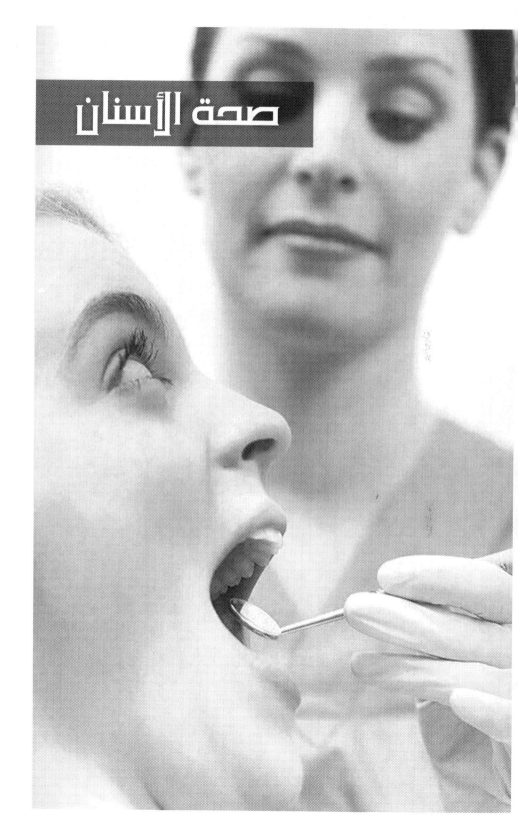

تكوين الأسنان:

يبدأ ظهور الأسنان اللبنية (٢٠ سناً) في الشهر السادس وتكتمل في الشهر الخامس والعشرين، ويبدأ ظهور الأسنان الدائمة (٣٢ سناً) في السنة السادسة وتكتمل في سن الخامسة والعشرين، مع ملاحظة أن هناك اختلافات طبيعية بين البشر.

ينقسم السن إلى قسمين: التاج وهو الجزء الظاهر، والجذر وتحتويه أنسجة اللثة. ويتركب السن من الميناء (الطبقة الخارجية) والعاج (الطبقة الوسطى) واللب (الطبقة الداخلية).

عملية الهضم تبدأ من الفم، فالأسنان القوية السليمة تطحن الطعام جيدا وتعده لعملية الهضم، في حين أن الأسنان المسوسة (النخرة) والمريضة لا تساعد على هضم الطعام، وقد تكون بؤرات تؤثر على أجهزة الجسم.

عملية التسوس:

ربما كان تسوس الأسنان أكثر الأمراض انتشارا بين الناس، وإذ لم يكن لدينا إحصاء واف عن أبعاد المشكلة في العالم العربي، فإن الانطباع العام لدى أطباء الأسنان يوحي بأن أكثر من ٧٥٪ من الأطفال في سن المدرسة يصابون في وقت ما بتسوس الأسنان.

تسوس أو نخر الأسنان هو عملية تحلل للمواد العضوية وغير العضوية في الفم نتيجة لتخمر بقايا الطعام (خاصة المواد الكربوهيدراتية) في الفم، وهناك عوامل رئيسة وراء التسوس منها:

١ . استعداد الأسنان للتسوس، حيث أن الوراثة تلعب دوراً في ذلك.

٢ . وجود مواد كربوهيدراتية في الفم قابلة للتخمر، نتيجة لعدم نظافة الفم والأسنان.

٣ . وجود ميكروبات تؤدي إلى التخمر، وهذه عادة متوفرة في الفم بصرف النظر عن نظافته.

٤ . نقص معدن الفلورين في الماء مما يؤدي إلى إضعاف السن وجعله عرضة للتسوس. (بعض الباحثين يشكك في مدى أهمية هذا المعدن لحفظ الأسنان).

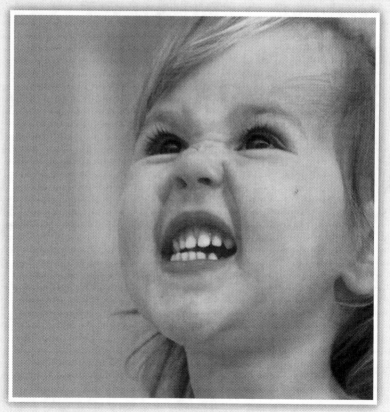

يجب العناية بالصحة السنية بدءً من مرحلة الطفولة، في الدول الاسكندينافية وصلوا إلى الحد الذي لا يكاد يوجد أطفال يعانون من تسوس الأسنان وذلك نتيجة العناية بالصحة السنية مبكراً.

إذا ما تبقت مواد كربوهيدراتية على سطح السن، خاصة الشوكولاتة والبسكويت والحلويات المصنوعة من الدقيق والسكر لفترة ساعات بعد الطعام فإنها تكون بيئة صالحة تنمو عليها مجموعة من الميكروبات الموجودة في الفم. تتخمر المواد الكربوهيدراتية نتيجة لتأثير الميكروبات وينتج عن عملية التخمر حمض اللبنيك الذي يؤثر على ميناء الأسنان فيفقده مع مرور الوقت مادة الكالسيوم، ثم على طبقة العاج التي تتحلل مع مضي الوقت، وبذلك تتآكل هذه الطبقات حتى تصل الأحماض مع مجموعة من الميكروبات إلى اللب (وفيه الأعصاب) فيصاب بالالتهاب ويبدأ الألم الشديد. نلاحظ أن ألم التسوس الشديد لا يحدث إلا متأخرا بعد أن تكون الفجوات قد تكونت في السن. وينتج عن التسوس مضاعفات مثل: فقدان السن أو حدوث خراج تحت السن أو التهابات مزمنة في اللثة، وقد تتكون بؤرة فاسدة تؤدي إلى التهابات في أعضاء أخرى في الجسم مثل: القلب والكليتين.

العلاج:

تنظيف الأسنان النخرة وحشوها لمنع استفحال التسوس، وقد يضطر الطبيب إلى استئصال عصب السن لمنع الألم أو إلى الخلع إذا كان في حالة متقدمة من التسوس.

الوقاية:

١. التثقيف الصحي من أجل تكوين مفاهيم صحية حول نظافة الأسنان، خاصة بين الأطفال.

٢. التردد الدوري على طبيب الأسنان في كل ٦ أشهر أو في كل سنة وذلك لاكتشاف التسوس المبكر (قبل الشعور بالألم)، ومن ثم العلاج المبكر.

٣. التقليل من أكل الحلويات والبسكويت والأطعمة المحلاة بالسكر والاستعاضة عنها بالفاكهة، وقد لوحظ أن نسبة التسوس بين الأطفال في أوروبا في فترة الحرب العالمية الثانية انخفضت ثم عادت فارتفعت بعد الحرب، ويعزى ذلك إلى قلة توفر الحلويات والبسكويت المصنوع من الدقيق والسكر النقي في فترة الحرب، هذا الأمر يذكرنا بأهمية مراقبة مقصف المدرسة والاهتمام بتزويده بالأطعمة المفيدة مثل الخبز المصنوع من الدقيق الأسمر والفاكهة والألبان بدلا من المياه الغازية والحلويات والأغذية المليئة بالدهون.

٤. عدم الأكل بين وجبات الطعام الرئيسة وللأطفال أن يأكلوا بعض الفاكهة أو يتناولوا بعض الحليب بين وجبات الطعام.

٥. فرش الأسنان بالفرشاة والمعجون (أو المسواك) مرتين يوميا على الأقل (بعد وجبات الطعام) وأن يكون الفرش من اللثة إلى طرف السن.

٦. مراعاة وجود نسبة جزء من المليون من الفلورين في ماء الشرب مع ملاحظة أن زيادة النسبة قد تؤدي إلى تلون الأسنان.

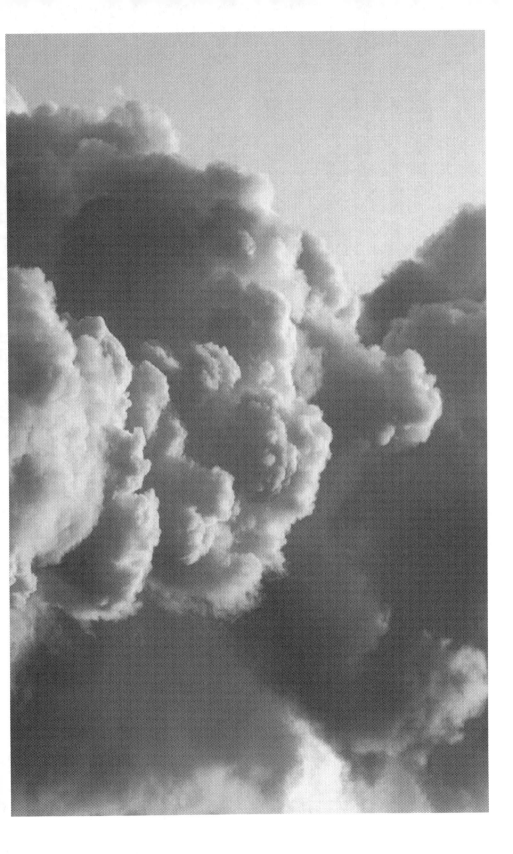

التلوث البيئي

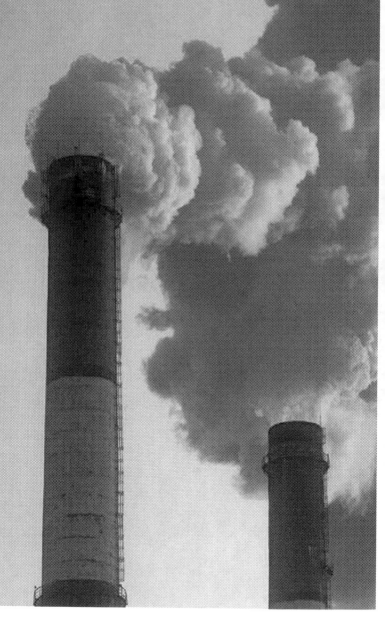

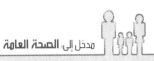
البيئة هي كل ما يحيط بنا من أشياء، حية كانت أو غير حية، فالبيت الذي نسكنه جزء من البيئة، والأعشاب التي تنمو في حديقة بيتنا جزء من البيئة، والماء الذي يجري من حولنا جزء من البيئة، والطعام الذي نأكله من نبات أو حيوان من اللحظة التي ينمو فيها إلى أن يصل إلى أفواهنا جزء من البيئة.

ونحن نتفاعل مع أجزاء وعناصر البيئة من حولنا نأخذ منها ونعطيها، فالماء الذي نشربه نعود فنخرجه مرة أخرى على هيئة إفرازات بولية أو عرق أو أبخرة ليعود ثانية في دورة معقدة إلى مصدره الرئيس وهو الأمطار.

والإنسان محتاج إلى أن يعايش عناصر البيئة، وأن يحتفظ بهذا التعايش أو التكيف بصورة متوازنة قد تختل من وقت لآخر ولكن في حدود، أما إذا اضطرب هذا التوازن فقد يؤدي الأمر إلى مشاكل صحية.

فمثلا قد تنشأ السدود لحجز مياه الأمطار أو الأنهار للاستفادة منها في توسعة رقعة الزراعة وتنمية القوى الكهربائية، ولكن قد تنشأ تبعا لذلك مشكلة الملاريا أو البلهارسيا أو حتى غمر أراض زراعية بالمياه ونزوح أهلها منها.

والإنسان في تقدمه الحضاري والصناعي ينشئ المصانع الضخمة التي تفرز مخلفاتها في الجو والماء فتلوثهما، ويخترع السيارة التي تخرج غاز ثاني أكسيد الكربون فيفسد الهواء، أو يستخدم المواد المشعة في أغراض التشخيص والعلاج فتصيب المعرضين لها أحيانا بمشاكل صحية.

تلوث البيئة يعتبر اليوم من المشاكل الرئيسة، فالبحار والأنهار والجداول والهواء والطعام والتربة كلها معرضة للتلوث نتيجة لزيادة عدد السكان، واتساع المدن، وإنشاء المصانع، والتوسع في استخدام مصادر الطاقة مثل الفحم والبترول.

هذا التلوث يؤثر على جميع الكائنات الحية من نبات وحيوان وأسماك وإنسان، ومن ثم فهو يؤثر على الإنسان بصورة مباشرة أو غير مباشرة وقد يصيبه بالمرض إذا زاد عن حد معين.

ا. تلوث المياه

جميع مصادر المياه السطحية مثل البحار والأنهار والبحيرات والبرك والآبار السطحية معرضة للتلوث، حتى مياه الأمطار قد تتلوث نتيجة تعرضها للأتربة والأبخرة ودخان المصانع الذي قد يكون عالقا بالهواء. أما المياه الجوفية التي تخرج على هيئة ينابيع أو تستخرج من الآبار العميقة فهي الوحيدة التي تعتبر خالية من التلوث، وعلى هذا الأساس علينا أن نتأكد من نقاء مصادر مياه الشرب السطحية قبل استعمالها.

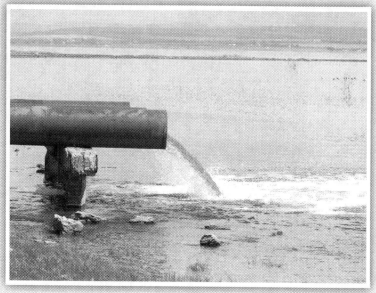

هناك توجه عالمي إلى أن تكون المدن معززة للصحة،
وذلك بتوفر البيئة النظيفة الخالية من تلوث الغذاء والماء والهواء والسكن.

تلوث المياه قد يعود إلى أسباب عديدة:

١. مخلفات إنسانية تصل إلى الماء إما عن طريق مباشر مثل إلقاء فضلات الإنسان عند جدول ماء أو نهر أو بركة، أو عن طريق غير مباشر كأن تتسرب هذه الفضلات من مرحاض إلى مصدر ماء قريب كخزان ماء أو نهر أو جدول، خاصة إذا كانت التربة رملية أو كانت هناك شقوق أو فجوات في التربة.

٢. مخلفات حيوانية: تصل إلى مصادر المياه مباشرة أو غير مباشرة فتلوثها.

٣. مخلفات المصانع من نفايات وزيوت ونواتج احتراق ومواد مشعة.

الماء الملوث قد يحمل إلى الإنسان أمراضا ميكروبية مثل: التيفويد، والتهاب الكبد الفيروسي (أ)، والدوسنتاريا الميكروبية، والكوليرا. أو أمراضا طفيلية مثل: الدوسنتاريا الأميبية، أو البلهارسيا. (أو قد يحمل إليه سموما من مخلفات الصناعة مثل الحديد والزرنيخ والكروم والسيانايد والمبيدات الحشرية.

طرق الوقاية:

١. المحافظة على مصادر المياه نظيفة وبعيدة عن التلوث مع اختبار دوري لها لتحديد وجود أي بكتيريا أو مواد ضارة، وتعقيم مصادر المياه بإضافة مادة الكلور بنسبة ٦ , ٠ جزء في المليون، أما في أوقات الأوبئة أو إذا كان هناك شك في نظافة الماء فينصح بغليه قبل شربه أو بإضافة مادة الهليزون، وإذا تعرض الماء لمخلفات المصانع فيعالج كيميائيا.

٢. الحرص عند نقل الماء أو حفظه على أن يكون بعيدا عن مصادر التلوث.

٣. وأخيرا يجب أن نتذكر أن الماء قد يحتفظ بشفافيته وصفائه وعدم وجود رائحة فيه مع أنه ملوث، ومع أن جريان الماء يساعد على نقائه ولكنه لا يمنع تلوثه.

٢. تلوث الطعام

يتلوث الطعام نتيجة لأسباب عديدة من أهمها:

١. البكتريا:

مثل: التيفويد والدوسنتاريا الميكروبية والكوليرا، ونأخذ مثلا على ذلك وبشيء من التفصيل التلوث ببكتريا التيفويد:

تصل بكتيريا التيفويد إلى الطعام، (خاصة الألبان ومنتجاتها) عن طريق التلوث ببراز مريض أو حامل للمرض، وذلك مباشرة عن طريق اليد الملوثة، أو غير مباشرة باستعمال آنية وأدوات المريض أو الحامل للمرض، أو عن طريق الذباب أو الخضار أو الفاكهة المزروعة في حقل سبق أن سمد بفضلات إنسانية.

مدة حضانة مرض التيفويد نحو ١٠ أيام (في فترة الحضانة لا يكاد المريض يشكو من شيء) يشكو المريض بعدها من ارتفاع شديد مفاجئ في درجة الحرارة قد يستمر عدة أسابيع، مع صداع وفقدان للشهية، ثم إسهال أو إمساك، وقد يصل الميكروب عن طريق الدم أو الجهاز الليمفاوي إلى المرارة فيؤدي إلى التهاب مزمن فيها، وقد يبقى ميكروب التيفويد في المرارة فترة سنوات فيصبح المريض حاملا للمرض ويعدي الآخرين.

يتم تشخيص المرض باكتشاف البكتيريا في الدم أو البراز، أو الأجسام المضادة في الدم.

للوقاية: يعزل المريض إلى أن يتم علاجه، ويبحث عن حاملي المرض ويعالجوا. يعطى المصل الواقي لمخالطي المريض أو للمسافرين إلى أماكن يشتبه في وجود المرض فيها، ويفحص العاملون في المطاعم ومحلات الأغذية دوريا للتأكد من خلوهم من المرض.

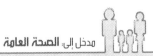

٢. سموم البكتيريا:

نأخذ لها مثلا التسمم بسموم البكتيريا العنقودية. البكتيريا العنقودية موجودة في كل ما يحيط بنا تقريبا مثل: الغذاء والتربة وإفرازات الأنف، كما نجدها في الدمامل والالتهابات الجلدية، فإذا وصلت هذه البكتيريا بكميات كبيرة إلى الطعام خاصة الألبان ومنتجاتها واللحوم وأصناف الغذاء التي يدخل في إعدادها البيض، وترك هذا الطعام لفترة من الوقت في جو دافئ (درجة حرارة الغرفة أي حوالي ٣٧م)، فإن هذه البكتيريا تجد البيئة الصالحة للتكاثر وقد يصل عددها في الجرام الواحد إلى مئات الملايين وفي الوقت نفسه تفرز سموما، فإذا تناول الإنسان هذا الطعام وحده أو مع مجموعة يصاب أو يصابوا بالتسمم.

أعراض التسمم: غثيان وقيء وإسهال وآلام حادة في البطن (تختلف في شدتها من شخص لآخر) بدون ارتفاع في درجة الحرارة، وتبدأ هذه الأعراض بعد ساعة إلى ٦ ساعات (في المتوسط ٣ ساعات) من تناول الطعام.

للوقاية من تسمم الطعام يجب أن تكون يد الطاهي أو ربة الأسرة نظيفة خالية من الالتهابات والدمامل، وأن لا يترك الطعام لفترة طويلة في درجة حرارة الغرفة وإنما يحتفظ به مبردا في ثلاجة.

٣. الطفيليات:

تتم الإصابة بها مباشرة أو غير مباشرة:

مباشرة: مثل: التلوث بالأميبا أو الإسكارس.

غير مباشرة: مثل: التلوث بالدودة الشريطية التي تنتقل للإنسان عن طريق أكل لحم البقر (أو الخنزير في الغرب) إذا كان الحيوان مصاباً بالمرض ولم يطهى اللحم طهيا جيدا.

E. التسمم بمواد كيميائية:

قد تصل المواد الكيميائية مثل: الحديد والزرنيخ إلى الطعام عن طريق الخطأ، أو قد تصل إليه مركبات الفوسفات العضوية التي تستعمل في المبيدات الحشرية التي تستعمل لمكافحة الحشرات والقوارض.

طرق الوقاية:

١. التوعية الصحية التي تهدف إلى تعريف الجمهور بدوره في حماية غذائه من التلوث وبخاصة الحرص على النظافة الشخصية (غسل اليدين جيدا بعد استعمال المرحاض وقبل الأكل)، والحفاظ على نظافة البيئة (التخلص من القمائم ومكافحة الذباب والحشرات).

٢. بناء المراحيض (في حال عدم وجود مجارى عامة) على أن تتسم المراحيض بالصفات التالية:

– أن يكون البناء سليما بحيث لا يسمح بتسرب الفضلات أو تجمع الذباب أو انبعاث روائح كريهة.

– أن يكون بعيدا عن مصادر المياه حتى لا تتسرب الفضلات إليه، وإذا كانت التربة رملية فيجب أن يكون المرحاض بعيدا عن مصادر المياه بما لا يقل عن ٢٠ مترا، أما إذا كانت التربة مشققة فإن التلوث قد يتم ولو على بعد أميال.

– أن تفرغ الفضلات المتجمعة بصورة سليمة حتى لا تلوث البيئة.

– أن يحتفظ بالمرحاض والمكان المحيط به نظيفا خاليا من التلوث.

٣. عدم استعمال الفضلات الإنسانية كسماد للأرض.

٤. غلي اللبن جيدا قبل شربه، وطهي اللحم جيدا قبل أكله.

٥. تشخيص وعلاج الحالات المرضية بصورة مبكرة لمنع المضاعفات.

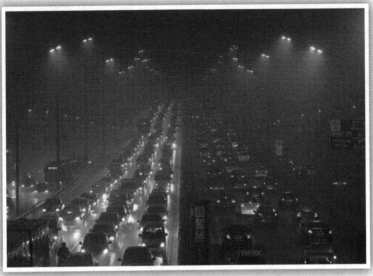

من أكثر المشاكل التي تواجه المدن تلوث الهواء بدخان المصانع، وعوادم السيارات.

٣. تلوث الهواء

يتلوث الهواء أساسا نتيجة لعملية احتراق مصادر الطاقة مثل: الفحم والبترول، أو نتيجة لحرق القمامة في الأماكن المكشوفة، وينتج عن عملية الاحتراق غازات مختلفة من أهمها: أول أكسيد الكربون وثاني أكسيد الكربون. ومن هنا نجد أن المدن التي تنتشر فيها المصانع وتكثر فيها السيارات أكثر عرضة للتلوث من المدن الصغيرة أو القرى.

من أخطر هذه الغازات غاز أول أكسيد الكربون وهو غاز لا لون له ولا رائحة، ينتج عن الاحتراق غير الكامل لمواد الطاقة، وقد يؤدي إلى التسمم العاجل أو البطيء على مدى سنوات نتيجة لاتحاده مع مادة الهيموجلوبين في الدم. نجد أمثلة على التسمم بهذا الغاز في المنازل عندما يشعل موقد داخل غرفة مغلقة مثل: غرفة النوم أو الحمام أو المطبخ فيتراكم الغاز ويصيب الموجودين في الغرفة بالاختناق،

كذلك عند تشغيل سيارة داخل جراج مغلق قد يؤدي الأمر إلى تسمم السائق بغاز أول أكسيد الكربون المتصاعد من العادم.

ويتلوث الجو أيضا بالمواد المشعة التي تنتج عن التجارب النووية، أو بغازات المصانع التي تعمل بالطاقة النووية، وقد لوحظ أن كثيرا من سكان هيروشيما ونجازاكي الذين ألقيت عليهم القنبلة الذرية في الحرب العالمية الثانية عانوا من نتائج الإشعاع هم وذريتهم لسنوات طويلة.

E. الحشرات والقوارض

تؤثر الحشرات والقوارض على صحة الإنسان.

مباشرة: كأن تصيبه بالتسمم مثل: لدغة الأفعى والعقرب، أو بحساسية شديدة كلدغة النحل أو البرغوث.

غير مباشرة: وذلك بنقل بعض الأمراض، إما نقلا ميكانيكيا كالذبابة التي قد تنقل ميكروبات التيفويد والدوسنتاريا وطفيليات الأميبا على الشعيرات الدقيقة التي تغطي جسمها، أو أن يكون للحشرة دور فعال في نقل المرض بمعنى أنها تكون عائلا وسيطا لا بد من وجوده، فالملاريا مثلا لا تنتقل من شخص لآخر إلا إذا حملتها بعوضة الأنوفليس ومرت في داخلها بأطوار عديدة.

تعمل بعض القوارض كعائل خازن للمرض، فالطاعون في الأصل مرض يصيب الفئران ولا تنتقل عدواه إلى الإنسان – عن طريق البرغوث – إلا إذا قضى المرض على مجموعات كبيرة من الفئران ومن هنا نقول أن الفئران تعمل كعائل خازن للمرض.

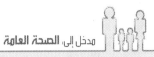

بعض الحشرات والقوارض مثل: الجراد والفئران تسبب أضرارا اقتصادية جسيمة نتيجة استهلاكها للمواد الغذائية والزراعية مما يؤثر على الدخل القومي أو دخل العائلة وبالتالي على الصحة العامة.

طرق المكافحة:

١. دفاعية: بأن تحصن المنازل والمؤسسات التعليمية وغيرها ضد تسلل الحشرات والقوارض، وذلك بوضع سلك عازل على النوافذ والأبواب، أو الابتعاد عن المناطق الموبوءة بالمرض، أو بوضع مراهم واقية على الجلد عند الضرورة، هذه الطرق الدفاعية وإن كانت مهمة إلا أن مفعولها قاصر على الأفراد أو المجموعات الصغيرة.

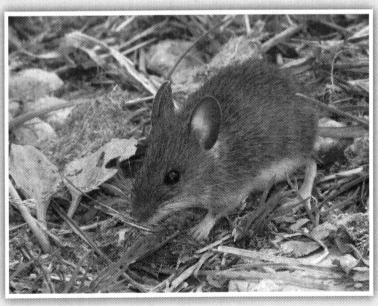

حدثت عبر التاريخ كوارث صحية وبيئية نتيجة انتشار الأمراض عن طريق القوارض والحشرات. لذا فإن حماية بيوتنا ومدارسنا منها أمر هام للغاية.

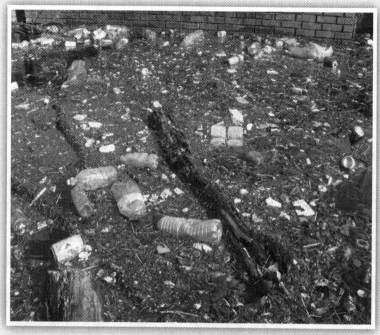

البيئة القذرة موطن لتوالد البعوض والذباب وتكاثر الجرذان، وبالتالي تصبح بيئة تساعد على انتشار الأمراض. علينا أن نتذكر ما جاء في الأثر.. «النظافة من الإيمان».

٢. هجومية: وذلك بمهاجمة مناطق تجمع الحشرات والقوارض أو أماكن توالدها، إما بوسائل طبيعية مثل: ردم المستنقعات أو تصريف تجمعات المياه، أو باستعمال المواد الكيميائية مثل: الـ د. د. ت لمكافحة البعوض، وهنا يجب أن نحتاط، فبعض المبيدات الكيميائية قد تكون سامة للإنسان إذا أسيئ استعمالها، كما أن بعضها يولد مقاومة لدى الحشرة فلا تعود تتأثر به.

وأخيرا بدئ في إجراء تجارب لمكافحة بعض الحشرات عن طريق الإشعاع الذي يعقم الذكور أو الإناث ويمنعها من التناسل.

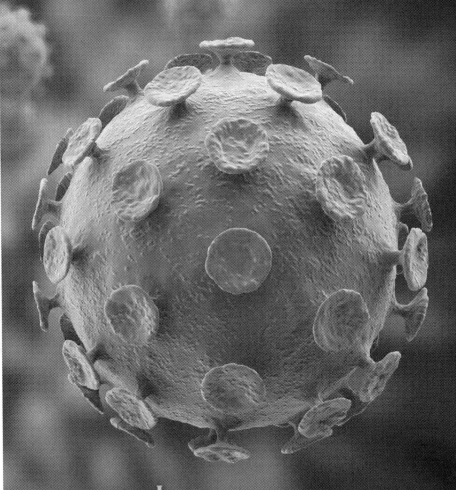

نماذج من
الأمراض المعدية

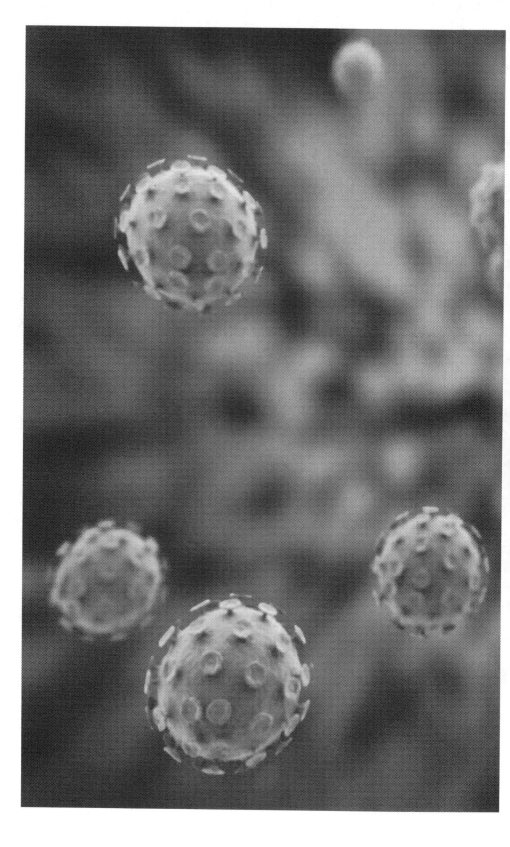

كان السل فيما مضى كثير الانتشار على مستوى العالم. ثم خفت وطأته مع منتصف القرن الماضي نتيجة لتحسن الوعي الصحي والعلاج والتطعيم. ثم عاد مؤخرا للظهور نتيجة لسوء استعمال الأدوية مما أدى إلى مقاومة الجرثومة لها، وأيضا نتيجة لانتشار مرض الإيدز الذي يقلل المناعة ضد الأمراض.

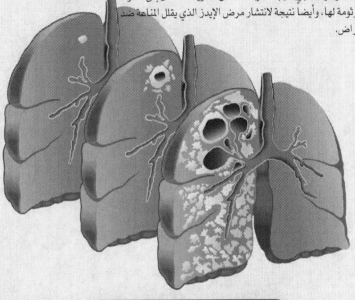

السل (الدرن)

عرف الإنسان السل منذ القدم. ومع بداية القرن العشرين الميلادي وحتى قبل اكتشاف الأدوية المضادة للمرض أو اللقاح الواقي منه استطاع الإنسان أن يتحكم في انتشار المرض في البلدان المتقدمة صناعياً من خلال الارتفاع بمستوى المعيشة والسكن والغذاء. أما في البلدان النامية فلا يزال السل يكون مشكلة صحية تؤرق المسئولين عن الصحة. وفي السنوات الأخيرة نتيجة لسوء استعمال المضادات الحيوية ظهرت فصائل من ميكروب السل مقاومة للعلاج، بل وظهر مرض السل في أماكن كان يرجى اختفاؤه فيها. واسهم مرض الإيدز في انتشار مرض السل لما يسببه من نقص في مناعة الإنسان ضد الأمراض.

ولقد مر تاريخ الإصابة بمرض السل على مستوى العالم بحالات متتالية من الارتفاع والانخفاض. ففي أوروبا في القرن الثامن عشر الميلادي كانت الوفيات من مرض السل تساوي ربع مجموع حالات الوفيات. ثم بدأت خطورة المرض في التراجع مع الارتفاع في مستويات المعيشة التي تلت الثورة الصناعية. وعندما اكتشف عقار الاستبرتومايسين في عام ١٩٤٩م أحدث ثورة في علاج المرضى مما أدى إلى انخفاض سريع في معدل الإصابات والوفيات منه، الأمر الذي بعث الأمل في إمكانية القضاء عليه. ولكن بعد سنوات ظهرت فصائل من جرثومة المرض مقاومة للعلاج (نتيجة لسوء استخدام العلاج) مما أدى إلى ارتفاع معدل الإصابة بالمرض وجعل منظمة الصحة العالمية تعلن أن مرض السل يستدعي الكثير من العناية الصحية والإجتماعية على مستوى العالم.

يسبب المرض ميكروب السل الذي ينتقل من المريض إلى الصحيح عن طريق الجهاز التنفسي. فعندما يسعل أو يعطس مريض السل تتناثر ميكروبات السل في الهواء وتصل إلى الإنسان الصحيح الذي غالبا ما يكون أحد مخالطي المريض. تتكون بؤرة المرض في الرئتين وقد تتكون خارجهما أحيانا. وإذا ما أصيب الإنسان بالعدوى تقوم معركة بين الجرثومة المقتحمة للجسم وأجهزة المناعة فيه وفي أكثر الحالات يخرج الإنسان من هذه المعركة صحيحا معافى. وقد يقع فريسة للمرض إذا ما تغلبت الجرثومة المقتحمة أجهزة المناعة لديه. يصيب السل الرجال أكثر من النساء، وأكثر المصابين به في الفئة العمرية بين ١٥ و ٥٩ سنة.

يمكن اكتشاف السل في مرحلة مبكرة خاصة بين المخالطين للمرضى بأحد الوسائل السهلة والميسورة (استخدام اختبار الجلد) لقياس معدل انتشار العدوى

(وليس المرض) باستخدام هذا الاختبار نجد أن نسبة الايجابيين تتراوح من مجتمع لآخر. ففي أمريكا الشمالية نجد نحواً من ٥٪ ايجابيين في حين أنه في بعض البلدان الإفريقية تصل النسبة إلى ٥٠٪..

وهناك عدة وسائل لتشخيص المرضى. ولكن الوسيلة الفعالة والتي عرفت منذ أكثر من ١٠٠ سنة هي فحص بصاق المريض تحت الميكروسكوب والبحث عن ميكروبات السل فيه.

أحد المشاكل التي تعوق عملية التحكم في المرض هو عدم أخذ مرضى السل للعلاج بانتظام مما قد يؤدي إلى انتكاس المرض واكتساب جرثومة السل مقاومة ضد العلاج، الأمر الذي يستدعي متابعة مريض السل في منزله والتأكد من انتظامه في تناول العلاج.

إلى جانب السل الرئوي وهو أكثر أنواع السل انتشاراً يوجد أنواع أخرى من مرض السل منها سل الجهاز الهضمي والذي يعزى إلى شرب اللبن غير المغلي أو المبستر بدعوى أنه طبيعي وصحي وهي دعوى باطلة. وسل العمود الفقري وهو قليل الانتشار نسبيا إلا أنه أكثر أنواع السل ضراوة.

وقد أصبح علاج المرض سهلا وميسورا خاصة إذا ما تم مبكرا. ولم يعد المريض يعالج في المستشفيات إلا لفترة قصيرة يستأنف بعدها العلاج في منزله شريطة أن يقترن العلاج بوقاية من حوله من المخالطين مثل تحسين: السكن والتغذية الجيدة وإعطاء اللقاح الواقي للأطفال في الأسبوع الأول من ولادتهم، ونشر التوعية الصحية بين الجماهير.

مشكلة السل في العالم:

أشارت منظمة الصحة العالمية في تقريرها الذي صدر في عام ٢٠١١م عن مرض السل في العالم إلى الحقائق التالية:

- وجد على مستوى العالم في عام ٢٠١٠م ٩ ملايين مريض بالسل ومليون ونصف حالة وفاة من المرض. كما وجد أن السل يأتي مباشرة بعد الايدز كسبب للوفاة في قائمة الأمراض المعدية.

- في العشر سنوات الأخيرة اكتشفت وسائل جديدة للتشخيص والعلاج، لو أنها طبقت وبخاصة في المناطق الفقيرة والنامية لأدت إلى تخفيض حدة المشكلة.

- من العوامل التي يرجى ان تخفض من نسبة الإصابة بمرض السل مستقبلاً إجراء مزيد من الدراسات الإبدميولوجية، واستعمال التقنيات الحديثة مثل الانترنت في التبليغ عن المرضى، ومتابعة المرضى والمخالطين.

- العلاج الناجح والذي يتكون من مجموعة متوازنة من الأدوية المضادة لجرثومة السل يوقف المرض – بإذن الله – ويحد من انتشاره. ذلك إذا ما أخذ بصورة سليمة وبمتابعة جادة للمريض.

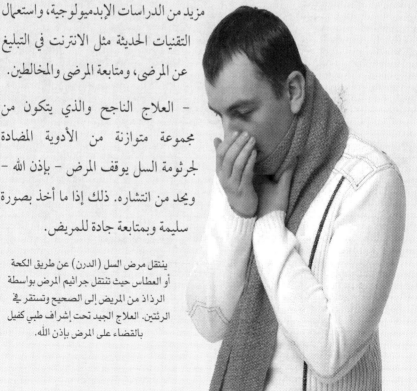

ينتقل مرض السل (الدرن) عن طريق الكحة أو العطاس حيث تنتقل جراثيم المرض بواسطة الرذاذ من المريض إلى الصحيح وتستقر في الرئتين. العلاج الجيد تحت إشراف طبي كفيل بالقضاء على المرض بإذن الله.

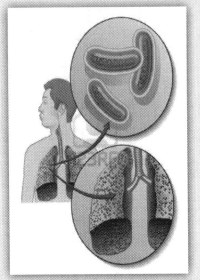

– من أهم استراتيجيات المكافحة تعاون القطاعات الحكومية مع أفراد المجتمع في التشخيص والعلاج المبكرين. وأفضل منطلق لهذا التعاون مراكز الرعاية الصحية الأولية.

في نهاية تقريرها أوصت المنظمة بضرورة عمل مسح صحي في كل مجتمع لعينه من أفراد المجتمع لمعرفة مدى انتشار مرض السل. وذكرت ان هذا الإجراء هو أحد أهم وسائل معرفة أبعاد المشكلة ووضع خطة هادفة للمكافحة.

يختلف معدل الإصابة بالمرض إلى حد بعيد باختلاف درجة النمو الاجتماعي والاقتصادي في المجتمعات. ففي المجتمعات المتقدمة اقتصاديا مثل أمريكا الشمالية وأوروبا نجد معدل الإصابة السنوية بالمرض حوالي ١٠ في كل ١٠٠,٠٠٠ نسمه، في حين نجد هذا المعدل في إفريقيا ٣٣٢، وفي منطقة حوض البحر الأبيض المتوسط ١٧٣، أما المتوسط العالمي فهو ١٧٨ في كل ١٠٠,٠٠٠ نسمه ومن هنا نجد أننا في منطقة البحر الأبيض المتوسط لا نبعد عن المعدل العالمي. مع ملاحظة انه في داخل الدولة الواحدة يختلف معدل الإصابة بالمرض من منطقة إلى أخرى باختلاف الأوضاع الاقتصادية والاجتماعية. فعلى سبيل المثال نجد أن معدل المرض بين الهنود الحمر في الولايات المتحدة الأمريكية خمسة أضعاف المعدل بين بقية السكان كما أنه بين الزنوج أكثر منه بين البيض.

مشكلة السل في المملكة العربية السعودية:

المعلومات التي لدينا عن مرض السل في المملكة مستقاة من دراسات محدودة أجريت في مجتمعات صغيرة أو في مستشفيات أو مدارس. وفي غياب دراسة شاملة عن المشكلة في المملكة فإننا سوف نعتمد هنا على نتائج هذه الدراسات المحدودة التي أجريت.

حتى منتصف القرن الماضي كان السل أحد الأمراض الرئيسة في المملكة. في ذلك الوقت كانت الخدمات الصحية في المملكة محدودة، ولم تكن هناك رعاية صحية منتشرة كما نراها اليوم. وكانت توصيات خبراء منظمة الصحة العالمية آنذاك لمكافحة المرض تركز على ضرورة جمع معلومات كافية عن المرض، والاكتشاف المبكر له، وإعطاء اللقاح الواقي للأطفال حديثي الولادة. كما أكدت التوصيات آنذاك على أهمية إنشاء عيادات خاصة لعلاج السل، وتدريب العاملين في القطاع الصحي على مكافحته.

وفي الستينات الميلادية شاركت وزارة الصحة مع منظمة الصحة العالمية في برنامج لمكافحة السل. وفي خلال فترة وجيزة تحقق كثير من النجاح في مكافحة المرض. إلا أن وسائل الوقاية منه لم تكن كافيه.

في دراسة أجريت في تربة البقوم في عام ١٩٦٧م وجدت نسبة تحسس الجلد لاختبار السل ١٢٪ بين الأطفال و ٧٠٪ بين الكبار من البالغين. وفي نهاية السبعينات الميلادية من القرن الماضي جرت محاولة لتحديد مدى انتشار مشكلة السل في البلاد العربية. جاءت المملكة العربية السعودية واليمن وعمان والسودان والصومال من بين الفئة التي ينتشر المرض فيها أكثر من غيرها من البلاد العربية وقدر معدل حدوث السل فيها بحوالي ١٠٠ من بين كل عشرة آلاف نسمه في السنة.

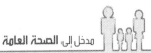

ونحن في بداية القرن الواحد والعشرين نجد في المملكة عوامل تثبط مكافحة المرض وأخرى باعثه على الأمل. من أهم العوامل المثبطة المناعة التي اكتسبتها بعض فصائل جرثومة السل نتيجة لإساءة استعمال المضادات الحيوية وهي مشكلة عالمية لا تقتصر على المملكة. أما العوامل الباعثة على الأمل في مكافحة المرض فنجدها في بداية تطبيق برنامج شامل لمكافحة السل في المملكة. هذا البرنامج يشتمل على جمع معلومات كافية عن حجم المشكلة ومدى انتشارها والعوامل التي تؤدي إليها. بالإضافة إلى تدريب الكفاءات البشرية المتخصصة للتصدي لأعمال المكافحة.

ومن الخطوات الجادة التي سوف تسهم إلى حد بعيد في مكافحة المرض دمج العلاج والوقاية معا في الرعاية الصحية الأولية بحيث يمكن القيام بالتشخيص المبكر للمرض، وإعطاء اللقاح الواقي للأطفال حديثي الولادة، وإعطاء العلاج الوقائي لمخالطي المرضى والتثقيف الصحي ومشاركة أفراد المجتمع في التخطيط والتنفيذ والمتابعة والتقييم لمشاريع المكافحة.

ومع أن شهادة الميلاد لا تعطى حالياً للطفل إلا بعد أن يتم تلقيحه ضد السل كأحد لقاحات أمراض الطفولة، إلا أنه في أحوال كثيرة يرجئ الوالدان تلقيح طفلهما ضد السل إلى سن دخول المدرسة وبذلك ينعدم الغرض الذي من أجله يعطى اللقاح ألا وهو الوقاية المبكرة من المرض، ومع هذا فهناك دلائل تشير إلى اهتمام متزايد من قبل المسئولين عن مكافحة السل بإدماج برامج المكافحة في مراكز الرعاية الصحية الأولية.

ومن المعروف ان المملكة تستقطب أيد عاملة من كثير من البلدان النامية. هذه الأيدي العاملة تحتاج إلى عناية خاصة، منها فحصهم قبل دخولهم إلى المملكة، وفحصهم دوريا

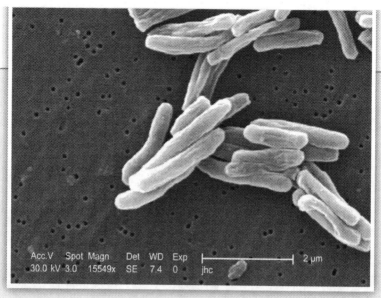

جراثيم السل كما تظهر تحت الميكروسكوب.

فيما بعد، والتأكد من الظروف الصحية في أماكن العمل والسكن. فانتشار مرض السل مرتبط إلى حد بعيد بسوء التغذية واكتظاظ السكن والبيئة غير الصحية.

أما البدو الرحل فقد قلت أعدادهم في السنوات الأخيرة نتيجة لاستقرارهم في المدن، ولكن الموجود منهم حاليا على البداوة يحتاجون إلى عيادات متنقلة. ويمكن التغلب على مشكلة سل الجهاز الهضمي بفحص الماشية وعلاج المصاب منها. بالإضافة إلى نشر الوعي الصحي للتنبيه إلى خطورة شرب اللبن بدون غليه أو بسترته.

ومن المهم أن نستفيد من التعاليم الإسلامية في برامج التثقيف الصحي فعلى سبيل المثال لا الحصر يعتبر الإسلام النظافة من الإيمان، ومن قواعد السلوك السليم تغطية الأنف والفم أثناء الكحة أو العطاس. ومن الثابت علميا أن ذلك يقلل إلى حد بعيد من احتمال العدوى.

كما أن التعاون لمكافحة السل بين المملكة وبقية دول الخليج واليمن أمر قائم، بيد أنه يحتاج إلى مزيد من التنسيق. فالمرض لا يعترف بالحدود بين الدول ومن هنا كانت المشاركة الدولية في مكافحته ضرورية.

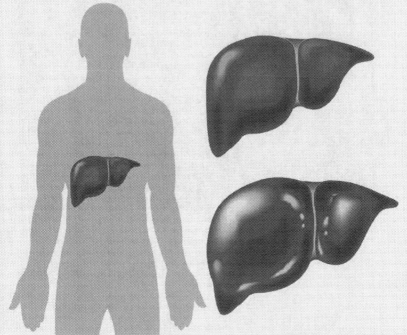

موقع الكبد من الجسم. تبين الصورة العليا كبداً سليماً والصورة السفلى كبداً مصاباً بالالتهاب.

التهاب الكبد الفيروسي (ج)

الكبد أحد أهم أعضاء الجسم البشري وله وظائف عديدة تساعد على استمرار الحياة.. واحدة من هذه الوظائف الهامة تصفية الجسم من السموم والمواد الكيميائية الزائدة عن حاجة الجسم البشري، كما أنه ينتج مواداً يحتاجها الجسم مثل الالبيومين والكلسترول، وفي الوقت نفسه يقوم بتخزين السكريات والدهون والفيتامينات إلى الوقت الذي يحتاجها فيه الجسم.

يتعرض الكبد للعديد من مسببات المرض مثل: الأدوية الزائدة عن حاجة الجسم، والسموم، والمواد الكيمائية، والكحول، وأمراض المناعة، والفيروسات. وعندما يمرض الكبد تتأثر تبعاً لذلك نشاطاته وينعكس ذلك على جميع أعضاء الجسم.

عندما نتحدث عن التهاب الكبد الفيروسي فإننا نتحدث عن مجموعة من الفيروسات يمكنها أن تسبب التهاب الكبد مثل: فيروسات (أ)، (ب)، (ج)، (د). وفي هذا الفصل سوف نتحدث باختصار عن فيروس الكبد ج (C) لأهميته وخطورته وسعة انتشاره في كثير من دول العالم خاصة في البلدان النامية بما في ذلك منطقة حوض البحر الأبيض المتوسط. ويقدر عدد المصابين بهذا المرض في العالم بحوالي ١٢٠ مليون نسمة (٢٪ من سكان العالم) ويتراوح معدل الانتشار ما بين ١,٨٪ في أمريكا الشمالية إلى ٢٠٪ في بعض الدول في إفريقيا وآسيا. وفي دراسة نشرت في عام ٢٠١٠م قدرت منظمة الصحة العالمية انه يوجد مالا يقل عن ٢١ مليوناً من البشر في منطقة الشرق الأوسط يحملون فيروس المرض.

يتراوح معدل انتشار المرض في المنطقة الواحدة تبعا للأوضاع الاقتصادية والمعيشية بين السكان. فمعدل الإصابة به يزداد في الأماكن الفقيرة والمزدحمة. وقد وجد أن الاستعداد للإصابة بالتهاب الكبد الفيروسي يزداد مع تقدم السن، ويصل إلى مداه في سن الخمسين. وهو أكثر بين الرجال عنه بين السيدات.

من بين الذين يصابون بعدوى المرض ٧٥٪ لا تظهر عليهم أية أعراض. أما الـ٢٥٪ الباقون فيشتكون من الإرهاق وسرعة التعب وضعف الشهية وآلام في العضلات. وفي مرحلة لاحقه عندما يصل المرض إلى مرحلة الالتهاب المزمن يظهر اصفرار الجلد والعينين، كما تظهر فحوصات الدم اضطرابا في نشاطات الكبد. وفي المرحلة المتأخرة من المرض - إذا لم يعالج المريض- فقد يتحول الأمر إلى تليف في الكبد وهبوط في عمله.

ينتقل الفيروس من المريض إلى الصحيح بعدة طرق من أهمها استعمال الحقن

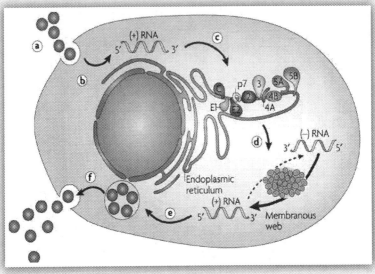

الخلية مكبرة تحت الميكروسكوب. عالم زاخر يدل على قدرة الخالق عز وجل. نجد النواة في وسط الخلية (الشكل الكروي) ولو نظرنا داخل النواة لوجدناها تموج بالحركة وفيها الكروموزومات التي تحمل الصفات الوراثية.

الملوثة بالفيروس ونجد هذا أكثر ما نجده بين مدمني المخدرات كما نجده في المجتمعات التي لا تستعمل الحقن البلاستيكية التي تستخدم للمرة الواحدة، أوالتي لا تعنى بتعقيم الحقن الزجاجية بعد استعمالها. وإلى عهد قريب كان انتقال الفيروس عن طريق نقل الدم من أكثر أسباب انتشار المرض إلى أن تنبه المجتمع العالمي إلى ذلك، فأصبحت بنوك الدم في أكثر دول العالم حريصة على نقاء الدم ومنتجاته من الفيروس.

هناك طرق أخرى لانتقال الفيروس من المرضى إلى الأصحاء مثل الاتصال الجنسي ببنات الهوى أو الشاذين جنسيا، أو عن طريق الوشم أو أثناء عملية غسيل الكلى إذا كانت الإبر المستعملة ملوثة. أو تعرض العاملين الصحيين للعدوى نتيجة إصابتهم بشكة ابره بطريق الخطأ. وقد ينتقل الفيروس من الأم الحامل إلى جنينها عن طريق الحبل السري.

مدة حضانة المرض

(وهي الفترة بين وقت الإصابة وظهور الأعراض) قد تصل إلى عدة أسابيع.

يتم تشخيص المرض بالعثور على الفيروس في دم المريض أو حامل المرض. وحامل المرض هو الإنسان الذي يحمل الجرثومة في دمه ويصيب الآخرين بالعدوى ولكن لا تظهر عليه أعراض المرض. وإذا ما أصاب الفيروس الإنسان تنبهت أجهزة المناعة لديه فأفرزت أجساما مضادة مهمتها حماية الجسم من أي عدوى أخرى مقبلة، فإذا ما وجدت هذه الأجسام المضادة في الدم دلت على أن الإنسان سبق وأن أصيب بعدوى المرض.

مؤخراً اكتشف لقاح فعال ضد التهاب الكبد الفيروسي ج، ولكن غلاء ثمنه حد من انتشاره. والأبحاث جارية لإنتاج اللقاح على مدى واسع وبتكاليف زهيدة وذلك عن طريق الهندسة الجينية وهي من أحدث العلوم التي قد يكون لها شأن في تغيير كثير من المفاهيم الطبية مستقبلا.

في السنوات الأخيرة اجتذب المرض انتباه العديد من الباحثين في المملكة، إلا أن الدراسات التي أجريت حتى الآن دراسات محدودة ومتفرقة. من الدراسات التي أجريت نجد أن معدل الإصابة بالمرض في المملكة ٥٪، وأكثر المصابين لا يظهر عليهم المرض ولكنهم يحملون الفيروس وينشرون العدوى. هذا المعدل عال إذا قورن بمعدل الإصابة بالمرض في أوروبا والتي لا تزيد عن ٣ في الألف. ومن ثم فالحاجة قائمة إلى إجراء دراسات أوسع لمعرفة تفاصيل أكثر عن المرض وتوزيع الإصابة به حسب المناطق المختلفة والسن والجنس.

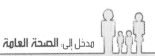

الوقاية من التهاب الكبد الفيروسي (ج)

إذا ما عرفنا طرق انتقال المرض وتفاديناها استطعنا أن نقي أنفسنا. طرق الوقاية هي باختصار:

١. عدم استعمال الحقن الزجاجية إلا بعد غليها غليا جيداً أو تستعمل الحقن البلاستيكية لمرة واحدة.

٢. إشاعة المعرفة بأضرار الإدمان على المخدرات، ذلك أن الفيروس ينتقل من شخص لآخر عن طريق الحقن الملوثة.

٣. الالتزام بالشريعة الإسلامية التي تنهى عن الفحشاء. وإذا كان أحد الزوجين مصاب بالمرض يجب استعمال الواقي الذكري.

٤. الحرص على نقاء الدم ومنتجاته وخلوه من الفيروس في بنوك الدم.

٥. حرص العاملين في مجال الرعاية الصحية حتى لا يصل إليهم الفيروس عن طريق الخطأ أو الإهمال.

٦. المرضى أو حاملوا الفيروس عليهم أن لا يشاركوا الآخرين في أمواس الحلاقة أو فرش الأسنان.

٧. يجب إشاعة الوعي بأن الفيروس (ج) لا ينتقل عن طريق المصافحة أو المشاركة في الطعام أو المشاركة في استعمال الحمام. إذ يجب أن يصل الفيروس عن طريق الدم أو الاتصال الجنسي لكي يصاب الصحيح بالمرض.

العلاج لا يعطي دائما أفضل النتائج. وهذا شأن أكثر الأمراض التي تسببها الفيروسات مثل: الأنفلونزا والبرد والحصبة والجدري إذ لا يعرف لها بعد علاج حاسم.. ومن هنا تظل الوقاية من المرض هي الوسيلة الفاعلة للحد من انتشاره، علماً بأن المصابين الذين يبرؤون من المرض يكتسبون مناعة قوية ضد الإصابة به مرة أخرى.

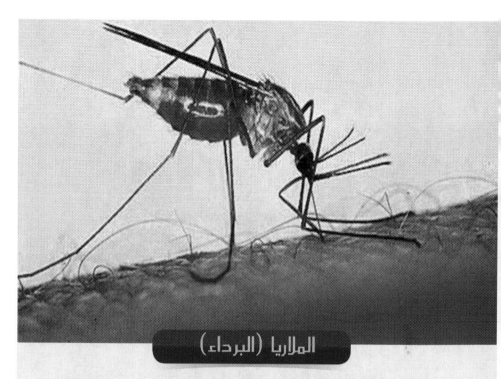

الملاريا (البرداء)

عبر التاريخ - تسببت الملاريا في الإضرار بأكبر مجموعة من البشر. ويعيش حالياً أكثر من ألف مليون نسمة في مناطق موبوءة بالملاريا في أنحاء العالم خاصة في المناطق الحارة وشبه الحارة. وتبعاً لإحصاءات منظمة الصحة العالمية كان عدد المصابين بالملاريا في العالم في عام ٢٠٠٩م نحواً من ٢٢٥ مليون نسمة وعدد المتوفين منها نحواً من ٨٠٠,٠٠٠ نسمة أكثرهم في إفريقيا. هذه الأرقام توضح بجلاء أهمية المرض ومدى انتشاره وخطورته.

عرفت الملاريا منذ القدم. ويعتقد أنها كانت السبب في انهيار الإمبراطورية الرومانية اذ فتكت بجيوشها المحاربة. وكان العرب قديما يتفادون مواطنها ويربطون بينها وبين المستنقعات والمياه الراكدة. ومنذ قرون عرفت خيبر وما حولها من قرى في غرب الجزيرة العربية كموطن للمرض تتفاداه قوافل التجارة.

وفي العصور الوسطى ظن الناس أن سبب الملاريا هو الهواء الفاسد الذي يحيط بالمستنقعات ومنه اشتقت كلمة ملاريا ومعناها في اللاتينية الهواء الفاسد.

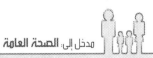

يتأثر مدى انتشار الملاريا في منطقة ما بدرجة الحرارة والرطوبة ومعدل هطول الأمطار، وجميعها تؤدي إلى زيادة توالد البعوض الناقل للمرض (فصيلة الأنوفيليس). ومن المتوقع زيادة انتشار الملاريا مستقبلاً مع الارتفاع المتوقع في درجة حرارة الكرة الأرضية مما يحتم اتخاذ الإجراءات اللازمة لمكافحة البعوض، والارتفاع بالمستوى الاقتصادي والتعليمي في المناطق الموبوءة.

يسبب الملاريا طفيلي دقيق الحجم لا يرى إلا بالمجهر. وتوجد أربعة أنواع من الطفيلي. ينتقل طفيلي الملاريا من المريض إلى الصحيح عن طريق لدغة بعوضة الأنوفليس. وإذا ما دخلت الطفيلات إلى جسم الإنسان انتقلت إلى الكبد ومنه إلى كريات الدم الحمراء حيث يتكاثر الطفيلي فيها، وما بين وقت وآخر تنفجر كريات الدم الحمراء المصابة وتخرج منها أعداد أكبر من الطفيلي لتغزو كريات دم حمراء جديدة.

أعراض المرض: ارتفاع في درجة الحرارة مصحوبة برعشة وعرق غزير تأتي على شكل نوبات. تستمر النوبة لبضع سويعات ثم تختفي لتعود بعد يومين أو نحوها تبعا لنوع الملاريا.

ولا نشك في أن شاعرنا الكبير أبو الطيب المتنبي أُصيب بها إذ يقول:

وزائـرتي كأن بهـا حيـاء فليـس تزور إلا في الظـلام

بذلت لها المطارف والحشايا فعافتها وباتت في عظامي

يضيـق الجلد عني وعنها فتوسعـه بأنـواع السقـــام

كأن الصبح يطردها فتجرى مدامهـا بأربعـة سجـام

يؤدي المرض إلى ضعف عام وفقر في الدم وتضخم في الطحال. أشد أنواع الملاريا هي الملاريا الخبيثة. (فالسبرم) التي قد تؤدي الإصابة بها إلى فقر دم شديد والتهاب مخي حاد وهبوط في الكلية.

الملاريا مثال نموذجي للمرض الذي يمكن الوقاية منه بسهولة، وبالتالي يجب أن يتقى ولا يقتصر الأمر فيه على العلاج وحده.

الملاريا في المملكة العربية السعودية:

استقطبت الملاريا اهتمام كثير من الباحثين والمستشرقين الذين جابوا الجزيرة العربية مثل فلبي واسكوت ودوتي. وقد أشاروا في كتاباتهم إلى وجود الملاريا في بعض الواحات والقرى في الجزيرة العربية.

وتشير الدراسات التي نشرتها شركة الزيت السعودية الأمريكية (أرامكوا) في المنطقة الشرقية إلى أن الملاريا كانت في الأربعينات الميلادية من القرن الماضي من أكثر الأمراض خطورة وانتشارا في الجزيرة العربية، خاصة في واحتي القطيف والإحساء. وقدر معدل الإصابة بالمرض آنذاك بحوالي ٢٠٪ من السكان.

وفي عام ١٩٤٨م بدأ أول مشروع لمكافحة الملاريا بالتعاون بين وزارة الصحة وشركة أرامكوا لمكافحة المرض، ومع بداية مشروع المكافحة برزت بضع مشكلات من أهمها اكتساب البعوض الناقل للمرض مناعة ضد المبيد الحشري (د.د.ت) الذي كان يستعمل للمكافحة. وقد تم التغلب على هذه الصعوبة باستعمال وسائل أخرى للمكافحة من أهمها تصريف المياه التي يتوالد على سطوحها البعوض.

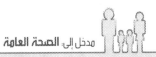
وفي عام ١٩٥١م بدأ أول مشروع للمكافحة الشاملة في المملكة بالتعاون بين وزارة الصحة ومنظمة الصحة العالمية، وقد تركزت الجهود آنذاك على مسالك الحجاج في المنطقة الغربية. ومن خلال هذا التعاون أمكن القضاء على الملاريا في المناطق الشمالية والغربية ماعدا بؤرات صغيرة بقيت موطنا للمرض خاصةً في جنوب المملكة.

وفي السبعينات الميلادية انقطع الوباء كلياً من المنطقة الشرقية. وربما ساعد على التغلب عليه وجود الأنيميا المنجلية في المنطقة حيث أن الملاريا والأنيميا المنجلية لا تجتمعان عادة في مريض واحد.

وتشير الدراسات التي نشرت حديثاً إلى أن المملكة يمكن تقسيمها من حيث تواجد الملاريا إلى ثلاث مناطق:

١. مناطق اختفت منها الملاريا.. وهي المناطق الشمالية والشرقية والوسطى.

٢. المنطقة الغربية اختفت منها الملاريا، ولكن مازالت فيها بؤرات للمرض.

٣. المنطقة الجنوبية ما زالت الملاريا مستوطنة في بعض أنحائها خاصة في تهامة. وهي منطقة مأهولة بما لا يقل عن ثلاثمائة ألف نسمة ويمارس أهلها الزراعة وبعض الرعي، وتمتد بامتداد المنحدرات الغربية لجبال السراة إلى حدود اليمن، وتتساقط عليها أكبر نسبة من الأمطار في المملكة بما يتراوح بين ٣٠٠ إلى ٤٠٠ مليمترا في السنة. وقد تكون صعوبة المواصلات من أهم العوائق أمام أعمال المكافحة إلا أن الدلائل تبشر بإمكانية التغلب على المشكلة قريبا.

الوقاية من المرض:

نجح مشروع مكافحة الملاريا الذي بدأ في عام ١٩٤٨م في القضاء على المرض في كثير من أنحاء المملكة. وقد ساعد على ذلك التطور الاقتصادي والاجتماعي وما

صاحبه من تحسن في السكن والتغذية والتعليم. وبين وقت وآخر كانت تعترض هذا النجاح بضع عقبات يتصل أغلبها بمشاكل الإدارة والميزانية وتدريب القوى العاملة البشرية. وهناك مئات من العاملين في مكافحة الملاريا إلا أن أكثرهم ليسوا سعوديين مما يجعل عائق اللغة والثقافة مشكلة.

هناك وسائل عدة لاكتشاف المرض، من بينها التبليغ الفوري الذي تقوم به المستشفيات والمراكز الصحية والمستوصفات إلى الجهات المسئولة، وتجرى ما بين وقت وآخر فحوصات لطلبة المدارس في المناطق الموبوءة لاكتشاف الطفيلي في الدم. ويعد الأطفال حديثو الولادة من أكثر فئات المجتمع استعدادا للإصابة بالملاريا لانعدام المناعة لديهم.

تختلف وسائل مكافحة المرض باختلاف الزمان والمكان والظروف البيئية، وترتكز أساسا على القضاء على البعوض الناقل للمرض برش مسطحات المياه بمواد كيميائية، واستخدام السلك على النوافذ، واستخدام الناموسيات المشبعة بمضادات البعوض، إلا أن إصلاح البيئة وتحسينها هو أفضل طرق المكافحة ويشمل ذلك استصلاح الأراضي وردم المستنقعات. وفي السنوات الأخيرة قل استعمال المبيدات الحشرية لما تتركه من آثار على النباتات والحيوانات وقد تصل إلى طعام الإنسان فتلوثه.

هناك عقبات تقف أحيانا في سبيل المكافحة.. من ذلك أن القادمين إلى المملكة من مناطق موبوءة بالملاريا قد يحملون معهم طفيلي المرض وقد تكون لهذه الطفيليات مناعة ضد العلاج. كما أن الملاريا قد تعود مرة أخرى إلى الظهور في مناطق سبق وأن خلت منها، إما لتغير في البيئة أو نتيجة لهطول أمطار شديدة يتبعها كثرة توالد البعوض. أما أكبر مشكلة تواجه أعمال المكافحة فهي انقطاع حملات

الملاريا بين حين وآخر نتيجة لعقبات إدارية أو مالية.

من أهم وسائل المكافحة إلى جانب القضاء على البعوض الارتفاع بالمستوى الاقتصادي والاجتماعي والتثقيف الصحي في المناطق الموبوءة بالمرض. وفي تقرير منظمة اليونسيف لعام ٢٠١٠م ذكر أن أكثر من مليون نسمة (أكثرهم في إفريقيا) قد أنقذت حياتهم في الفترة من ٢٠٠٠م إلى ٢٠١٠م نتيجة أعمال المكافحة مما يدعو إلى شيء من التفاؤل أما التطعيم ضد الملاريا فهو خطوة يتطلع العلماء إلى الوصول اليها.. والبحوث فيها جارية على قدم وساق.

خلاصة القول هو أن مشروع مكافحة الملاريا من أكثر مشاريع مكافحة الأمراض نجاحا في المملكة. والتحدي الذي نواجهه الآن هو المحافظة على الوضع القائم في المناطق التي اختفى منها المرض. والقضاء عليه في المنطقة الجنوبية الغربية. وهما أمران يمكن تحقيقهما بالتالي:

١. تطوير القوى البشرية العاملة في مشروع المكافحة.
٢. التركيز على فحص الحجاج والأيدي العاملة القادمة من مناطق موبوءة بالمرض (خاصةً من إفريقيا وشرق أسيا) لاكتشاف الحالات المرضية وإعطائها العلاج.
٣. تطوير إدارة الملاريا ودعمها ماليا، وتوفير الاستقلال المالي والإداري لها. فالبعوض في تكاثره وانتشاره يخضع لتغيرات البيئة وهطول الأمطار واختلاف درجات الحرارة مما يحتم وجود مرونة كافية في الإجراءات الإدارية.
٤. زيادة التعاون بين الأجهزة الحكومية وغير الحكومية التي تتصل بمكافحة الملاريا.
٥. إدماج مشروع المكافحة في الرعاية الصحية الأولية.
٦. التثقيف الصحي للمواطنين والمقيمين بالمملكة حتى يعرفوا أسباب المرض وطريقة انتقاله وانتشاره وطرق مكافحته.

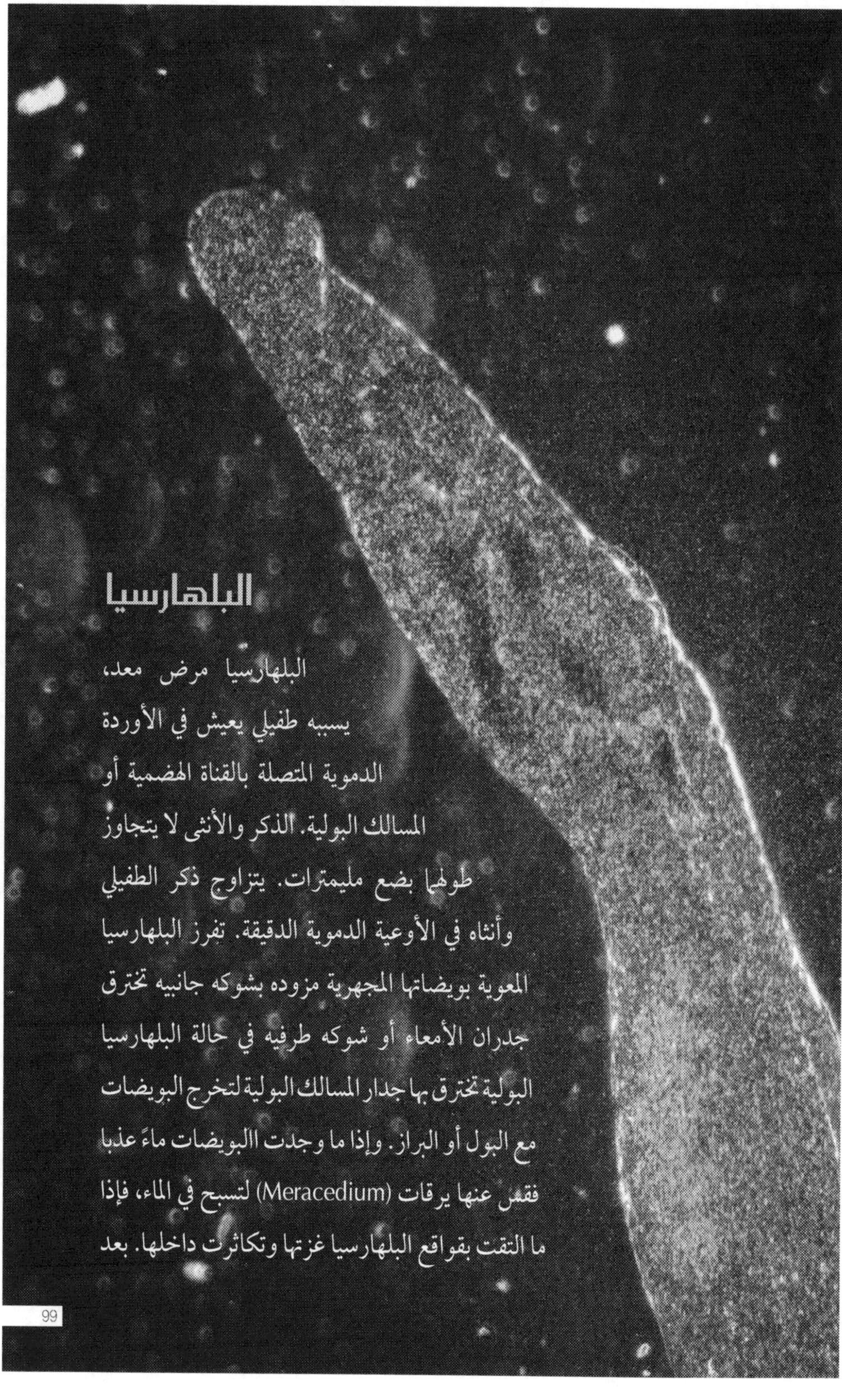

البلهارسيا

البلهارسيا مرض معد، يسببه طفيلي يعيش في الأوردة الدموية المتصلة بالقناة الهضمية أو المسالك البولية. الذكر والأنثى لا يتجاوز طولهما بضع مليمترات. يتزاوج ذكر الطفيلي وأنثاه في الأوعية الدموية الدقيقة. تفرز البلهارسيا المعوية بويضاتها المجهرية مزوده بشوكه جانبيه تخترق جدران الأمعاء أو شوكه طرفيه في حالة البلهارسيا البولية تخترق بها جدار المسالك البولية لتخرج البويضات مع البول أو البراز. وإذا ما وجدت االبويضات ماءً عذبا فقس عنها يرقات (Meracedium) لتسبح في الماء، فإذا ما التقت بقواقع البلهارسيا غزتها وتكاثرت داخلها. بعد

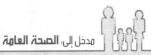
أسابيع يفرز القوقع المصاب طورا آخر من يرقات البلهارسيا (Cercaria) تسبح هي الأخرى في الماء فإذا ما وجدت إنسانا هاجمته وسرت مسرى الدم منه. تؤدي الإصابة بالبلهارسيا إلى التهابات مزمنة في الجهاز الهضمي، والمسالك البولية.

تنتشر البلهارسيا المعوية والبولية في إفريقيا، وبلدان الشرق الأوسط، وأمريكا الجنوبية، وجزر البحر الكاريبي، أما البلهارسيا اليابانية فموطنها الشرق الأقصى. وتعد البلهارسيا ثاني أكثر مرض طفيلي منتشر في العالم بعد الملاريا. ويقدر عدد المصابين بالبلهارسيا بأنواعها الثلاثة (المعوية والبولية واليابانية) بحوالي ٢٠٠ مليون نسمة يقطنون في ٧٢ دولة.

علينا أن نتذكر دائماً أن البلهارسيا لا تنتقل مباشرة من إنسان إلى آخر، وإنما عن طريق القواقع التي تعيش في المياه العذبة. وبطبيعة الحال فإن انتشار المرض يتبع انتشار القواقع.

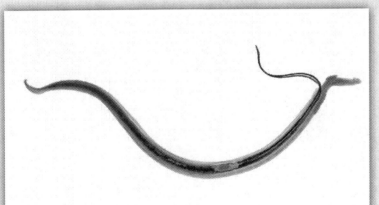

طفيلي البلهارسيا كما يُرى تحت الميكروسكوب. الأنثى تحتضن الذكر وتفرز بويضاتها مع فضلات الإنسان. تفقس البويضات في الماء ويخرج منها يرقات سرعان ما تغزو قواقع البلهارسيا ليخرج منها يرقات أخرى تخترق جلد الإنسان وهو يخوض أو يسبح في الماء وتصيبه بالمرض.

البلهارسيا في المملكة العربية السعودية:

تقع المملكة العربية السعودية بين منطقتين موبوءتين بالبلهارسيا هما: حوض نهر النيل في مصر، وحوض نهري دجلة والفرات بالعراق. وهناك دلائل تشير إلى أن استيطان المرض في مصر والعراق يعود إلى بضعة آلاف من السنين. كذلك توجد بؤرات للمرض في الدول الأخرى المحيطة بالمملكة مثل سورية ولبنان وفلسطين المحتلة واليمن وأثيوبيا والصومال والسودان. ولا شك أن المرض على مدى العصور قد عبر حدود المملكة منها وإليها عن طريق الهجرات السكانية، والتجارة، والحجيج. ومن المحتمل أن يكون استيطان المرض في المملكة يعود إلى عصور قديمه.

تنقسم المملكة جغرافيا (من الغرب إلى الشرق) إلى المنطقة الساحلية المحاذية للبحر الأحمر، وجبال السروات، وهضبة نجد، والحزام الصحراوي الذي يصل صحراء النفود شمالا بالربع الخالي جنوبا مرورا بالدهناء، ثم حوض الخليج العربي. وتكثر البؤرات الطبيعية لقواقع البلهارسيا على قمم جبال السروات، حيث تتعدد مصادر المياه من جداول وينابيع، ومن قمم الجبال تنحدر القواقع بواسطة الأمطار والسيول إلى الوديان.

تجرى عبر شبه الجزيرة مجموعات من الوديان في اتجاه الشرق من أهمها: وادي الرمة، ووادي حنيفة، ووادي الدواسر. وإذا ما سالت هذه الوديان بالمياه حملت قواقع البلهارسيا إلى الواحات والقرى القريبة منها ثم إلى الواحات والقرى البعيدة عن طريق السيول الموسمية حتى تصل إلى أطراف المملكة. وتنقطع مسارات الوديان الثلاثة الكبرى عند حدود الحزام الصحراوي (النفوذ، والدهناء، والربع الخالي) ولا تتعداه، ومن هنا فقد خلت المنطقة الشرقية من قواقع البلهارسيا. وقد يكون هناك سبب آخر هو ارتفاع نسبة ملوحة التربة في المنطقة الشرقية مما لا يتيح فرصة لتوالد القواقع.

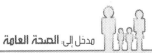

يوجد في المملكة فصيلتان رئيستان من القواقع هما: القوقع الوسيط للبلهارسيا المعوية (Biomphiaria Arabica)، والقوقع الوسيط للبهارسيا البولية (Bulinus Truncatus). ومن الجدير بالذكر أن قواقع البلهارسيا عثر عليها في الربع الخالي مما يدل على أن صحراء الجزيرة كانت فيها أنهار أو ينابيع مياه في عصور غابرة.

قوقع البلهارسيا خنثى، وفي فترات الجفاف يستطيع القوقع أن يغور في أعماق الأرض، ويبقى كامنا لعدة شهور إلى أن تهطل الأمطار أو تجري الوديان بالسيول، وعندها يبرز على سطح الأرض ويتكاثر. وفي فترة وجيزة قد يصل عدده إلى مئات الألوف.

عنى المؤرخون والرحالة الذين جابوا الجزيرة العربية بأمراض أخرى مثل الطاعون، والهيضة (الكلوليرا)، والجذام، والملاريا، أكثر مما عنوا بالبلهارسيا. أول من سجل وجود حالات البلهارسيا في الجزيرة العربية طبيب هندي لاحظ في عام ١٨٨٧م أن بعض الحجاج الهنود العائدين من الأراضي المقدسة كانوا يعانون من المرض. وتوارى الاهتمام بالبلهارسيا، ثم عاد إلى الظهور مرة أخرى منذ حوالي ٦٠ سنة، عندما لاحظ الأطباء بشركة أرامكوا في المنطقة الشرقية وجود حالات متزايدة من البلهارسيا بين العاملين في الشركة.

في الخمسينات الميلادية أشار خبراء منظمة الصحة العالمية إلى توطن البلهارسيا في بعض المناطق الزراعية بالمملكة، وتمكنوا من تحديد ٢٥ موطنا لها في أنحاء المملكة باستثناء المنطقة الشرقية التي لم يعثر فيها على قوقع البلهارسيا. وتوقع الخبراء احتمال انتشار المرض مع اتساع الرقعة الزراعية وزيادة عدد السكان.

فيما تلي من السنين، استرعت البلهارسيا اهتمام كثير من الباحثين، وأجريت العديد من الدراسات لمعرفة حجم المشكلة ومدى انتشارها، وأمكن تقسيم

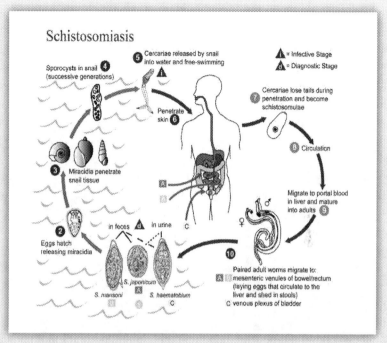

ينتقل طفيلي البلهارسيا بين الإنسان والقوقع في دورة حياة معقدة تدل على قدرة الخالق سبحانه وتعالى. يمكننا أن نتقي البلهارسيا بعدم إخراج فضلاتنا قرب مياه السيول أو الأنهار أو البرك، وبعدم الخوض أو السباحة في مياه معرضة للتلوث بيرقات الطفيلي.

البؤرات التي تتواجد فيها القواقع إلى بؤرات طبيعية هي ينابيع المياه والجداول ومياه السيول ومخلفات الأمطار، وبؤرات غير طبيعية يصطنعها الإنسان تتمثل في مياه الآبار والبرك والسدود. ووجد أن الإصابة بالمرض غير منتظمة. كما وجد أنه من النادر أن تجتمع البلهارسيا المعوية والبولية في مكان واحد. ووجد أن معدل الإصابة بين الذكور أعلى من الإناث، وأن هناك علاقة بين البلهارسيا وحصوات المسالك البولية.

كان معدل الإصابة بالمرض في المملكة في الثمانينات الميلادية تبعاً لإحصاءات

وزارة الصحة ٦٫٥٪ ويأخذ انتشار المرض نمطا غير منتظم، إذ يتراوح معدل الإصابة في المنطقة الواحدة من صفر إلى ٧٠٪ وهناك عدة عوامل تحدد مدى انتشار المرض من أهمها صلاحية البيئة لنمو وتكاثر القواقع، بالإضافة إلى أسلوب الحياة الخاطئ. فالتبول والتبرز في الماء يعرضانه للتلوث، والاستحمام أو الخوض في الماء الملوث يعرضان الإنسان للإصابة بالمرض.

ينتشر المرض أساسا بين صغار السن خاصة أطفال ما قبل المدرسة، ويصيب المرض الذكور أكثر من الإناث، ما عدا في بعض المجتمعات التي تتولى الإناث فيها جلب الماء من الوادي أو النبع. ويتبع معدل الانتشار مواسم هطول الأمطار فيزداد بازديادها ويقل نسبيا في فترات الجفاف.

ونتيجة للتطور الاقتصادي والاجتماعي الذي عاشته المملكة العربية السعودية في السنوات الأخيرة انخفض معدل الإصابة بالبلهارسيا. إلا أنه عرضة للارتفاع من وقت لآخر في بعض المناطق، نتيجة لتوافد الأيدي العاملة الأجنبية من دول تستوطن فيها البلهارسيا أو نتيجة للتغيرات البيئية.

الوقاية من المرض:

تشهد المملكة العربية السعودية حالياً نهضة زراعية مباركة ولكننا يجب أن نأخذ حذرنا. فأي تغيير يحدثه الإنسان في البيئة قد ينتج عنه ردود فعل عكسية. وعلى سبيل المثال تقوم في المملكة حاليا مشروعات عديدة للري، والصرف، وبناء السدود، واستصلاح الأراضي. وإذا لم تدرس التغيرات البيئية التي ستنجم عن هذه المشروعات دراسة جادة، فقد تؤدي بعض هذه المشروعات إلى مشكلة البلهارسيا،

وحتى المنطقة الشرقية مع أنه لا توجد فيها حاليا قواقع البلهارسيا، إلا أن احتمال دخولها وارد نتيجة للتوسع في مشروعات الري.

ونعطي مثلا للتغيرات البيئية التي تؤثر على معدل الإصابة بالمرض، ففي منطقة الباحة أنشئت مجموعة من السدود، وسرعان ما أصبحت المياه المتجمعة وراءها موطنا للبلهارسيا. وظاهرة تحول البحيرات التي تتكون وراء السدود إلى بؤرات للبلهارسيا ظاهرة معروفة، وأكبر شاهد عليها هو ما حدث في بحيرة ناصر التي تكونت وراء السد العالي في مصر حيث استوطنتها البلهارسيا. وأمتد تأثير السد العالي إلى منطقة الدلتا فاستوطنت البلهارسيا في قرى لم تكن موجودة فيها قبلا. ولم تنتشر البلهارسيا في مصر أساسا إلا بعد أن ادخل إليها نظام الري الدائم لتنمية محصول القطن.

والخلاصة... أن مشكلة البلهارسيا في المملكة يمكن التحكم فيها إلى حد بعيد باعتبار أن بؤرات المرض في أغلبها محدودة بالينابيع والآبار وتجمعات المياه والبرك. نجاح المكافحة يعتمد على مدى تدريب العاملين في مشروع المكافحة، وعلى تنسيق وسائل المكافحة بين الجهات المختلفة. وأهم من هذا وذاك التركيز على إصحاح البيئة والتثقيف الصحي. أما التطور الذي نلحظه في السنوات الأخيرة في مجال الرعاية الصحية الأولية فسوف يسهم - إن شاء الله - في استئصال شأفة المرض وبخاصة إذا ما ركز على العلاج والوقاية في آن واحد.

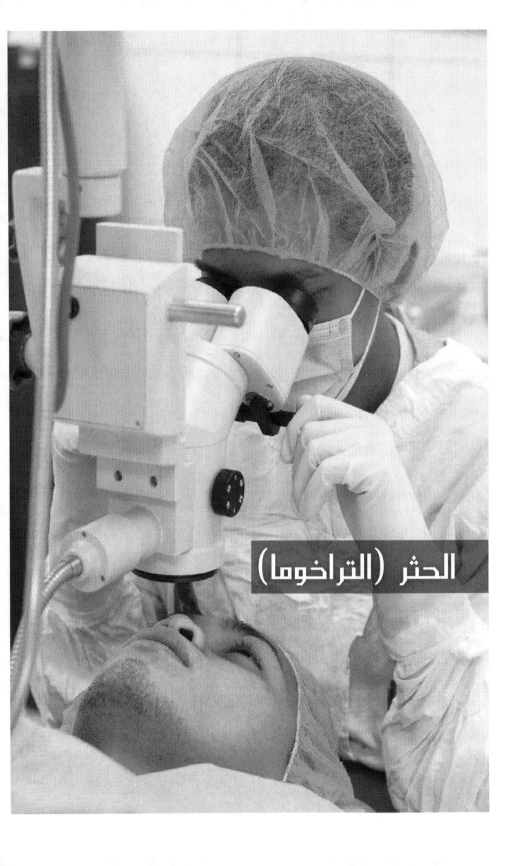

الحثر (التراخوما)

تعتبر التراخوما السبب الرئيسي وراء مشكلة فقدان البصر نتيجة للالتهابات. وتقدر منظمة الصحة العالمية عدد المصابين بالتراخوما في العالم بما لا يقل عن ٩٠ مليون نسمة، والذين يعانون من ضعف البصر الشديد أو العمى من جرائها بما لا يقل عن ٨ ملايين نسمة في العالم أجمع.

يسبب المرض فيروس يدعى فيروس التراخوما Chlamydia Trachomatis. المرض معدٍ يصيب أغشية العين، خاصة القرنية والملتحمة، و قد يؤدي إلى ندوب في القرنية والتهابات مزمنة في الأغشية المخاطية للغدد الدمعية و قنوات الدموع. الاستعداد للإصابة بالحثر عام ولا توجد أي دلائل تشير إلى أن هناك فئات من الناس لديها مناعة طبيعية ضد المرض. وفي المناطق التي يستوطن فيها المرض في قارات آسيا وإفريقيا وأمريكيا الجنوبية نجد أن الأطفال أكثر عرضة له من الكبار. و تستفحل المضاعفات بازدياد فترة الإصابة.

هناك عدة عوامل تحدد مدى انتشار الحثر، منها: درجة حرارة الجو والعادات الصحية السائدة و مستوى الغذاء والإصابة بالأمراض الجرثومية. على أن أهم هذه الأسباب هو تدني صحة البيئة والنظافة الشخصية. وإذا أخذنا الولايات المتحدة الأمريكية على سبيل المثال، نجد أن الحثر نادر بين السكان البيض بينما ينتشر بين الهنود الحمر و الزنوج والمهاجرين، كما ينتشر في المناطق الفقيرة والمزدحمة، مما يعطينا دليلاً حياً على أن الأسباب الرئيسة في انتشار الأمراض هي البيئة التي تحيط بالإنسان و أسلوب حياته وعاداته وتقاليده. ومع كل ما يبذل من جهود في علاج الأمراض فإن اجتثاثها من جذورها يكمن في الوقاية منها.

شيء من التاريخ

في عام ١٩٤٩م ذكر في أحد التقارير الصحية أن الحثر من أكثر الأمراض انتشاراً في المملكة مما قد يؤدي إلى مضاعفات خطيرة و ربما إلى العمى. و في الفترة نفسها أشارت إحصائيات شركة الزيت العربية الأمريكية (أرامكو) إلى ارتفاع نسبة الإصابة بالحثر و مضاعفاته في واحتي الإحساء و القطيف نتيجة لتدني صحة البيئة و حرارة الجو والرمال السافية.

وفي عام ١٩٥٤م انشىء برنامج مشترك لأبحاث و مكافحة الحثر بين المملكة العربية السعودية و شركة الزيت العربية الأمريكية و جامعة هارفارد الأمريكية وذلك لمعرفة أسباب المرض في المملكة وأفضل الطرق للوقاية منه. ولم تكن الحمة (الفيروس) المسببة للمرض قد عرفت بعد.

وعلى مدى عقدين من الزمان نجح البرنامج في اجراء العديد من البحوث الطبية زودت العلماء والأطباء في العالم اجمع بحصيلة جيدة من المعلومات عن المرض، و من خلال الدراسات التي أجريت وجد أن الحثر من أكثر الأمراض انتشاراً في الإحساء والقطيف في المنطقة الشرقية. و اكتشقت مجموعة من الحمَات (الفيروسات) قدرت أنها السبب وراء المرض. بيد أن الحمة (الفيروس) المسببة للمرض اكتشفت في الصين في عام ١٩٥٧م.

وفي دراسة أجريت في قرية الملاحة بالمنطقة الشرقية وجد أن ٩٦٪ من السكان يعانون من المرض، ووجدت علاقة وثيقة بين شدة الإصابة و طبيعة العمل الذي يقوم به رب الأسرة وعدد الأشخاص الذين ينامون معاً في غرفة واحدة، ووجود الكهرباء والماء الجاري في المنزل. وهي جميعا معايير تعكس الوضع الإقتصادي

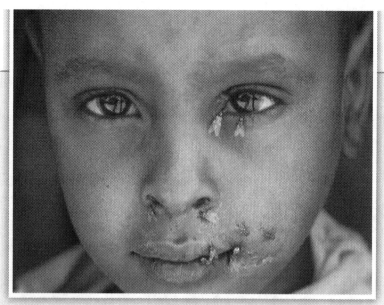

خفت حدة مرض التراخوما في المملكة نتيجة لارتفاع مستوى الوعي الصحي والتعليم. النظافة هي العامل الأساس في الوقاية من المرض.

للأسرة. ودللت البحوث على أن معدل الإصابة يختلف باختلاف الفصول، فهو يزداد في الصيف ويقل في الشتاء. وأمكن نقل المرض إلى الفئران والجرابيع مما ساعد على تحديد الفصائل المختلفة للحمة المسببة له.

ووجد أن المرض تصيب عدواه أفراد العائلة الواحدة. ومن أكثر العادات مدعاة إلى انتشاره نوم المريض إلى جانب الصحيح، واستعمال الملاءة أو الشراشف أو المنشفة (التي عادة ما تكون ملوثة بحمات المرض) في مسح وجوه الأطفال ولم يثبت أن للذباب أو الماء دور كبير في نقل المرض.

و في دراسة مقارنة أجريت بين مجموعة من الأطفال حديثي الولادة في مدينة بوسطن بالولايات المتحدة الأمريكية و في قرى الإحساء و القطيف في المملكة العربية السعودية ثبت أن الاستعداد الشخصي لا يلعب دوراً في الإصابة بالمرض بقدر ما تلعبه ظروف البيئة المحيطة بالإنسان، وفي كثير من دول العالم بدأ معدل الإصابة بالنزول نتيجة لتحسن ظروف البيئة وتوفر الماء الجاري و ازدياد مستوى

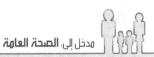
التعليم. و هذا مثل للأمراض التي بدأت في الانحسار نتيجة لتحسن الظروف البيئية والاقتصادية بدون وجود برنامج للمكافحة. و في عام ١٩٦٩م توصل الباحثون إلى تصنيع لقاح ضد الحثر إلا أن فعاليته لم تكن كافية. ومازالت التجارب قائمة لتصنيع لقاح فعال ضد المرض.

الوضع الحالي:

ما زال الحثر مستوطناً في المملكة شأنها شأن بقية دول حوض البحر الأبيض المتوسط، إلا أن معدل الإصابة انخفض كثيراً عن ذي قبل و يعود ذلك إلى التقدم الاقتصادي والاجتماعي والصحي الذي أحرزته المملكة.

خلال العقود الثلاثة الأخيرة تغيرت الأسباب المؤدية إلى فقدان البصر في كثير من دول العالم. فقد أصبحت الأسباب الوراثية هي الغالبة وتراجع الحثر وغيره من الالتهابات الجرثومية كسبب مباشر للعمى. هذا التغير في حدة المرض والذي نتج عنه قلة المضاعفات يعزى أكثر ما يعزى إلى التحسن الذي يطرأ على صحة البيئة ومستوى المعيشة والرعاية الطبية.

الوقاية من المرض

مكافحة الحثر شأنه شأن أكثر الأمراض المعدية يجب أن تركز على أمرين: تخفيض نسبة الإصابة بالمرض، و تخفيف حدته. وحتى يمكن الوصول إلى هذه الأهداف فهناك اعتبارات يجب أن تعطى حقها وهي:

١. زيادة التنسيق في كليات الطب بين العلوم السريرية والوقائية بقدر الإمكان حتى يتخرج الطبيب وهو يجمع في مهاراته بين الوقاية والعلاج.

٢. تدريب المزيد من أطباء العيون والمساعدين الصحيين.

٣. التركيز في برامج التوعية الصحية على تعاليم الدين الإسلامي الحنيف، خاصة ما يدعو منها إلى النظافة الشخصية ونظافة البيئة.

يقول الله سبحانه وتعالى في محكم كتابه (يَا أَيُّهَا الَّذِينَ آمَنُواْ إِذَا قُمْتُمْ إِلَى الصَّلاةِ فاغْسِلُواْ وجُوهَكُمْ وَأَيْدِيَكُمْ إِلَى الْمَرَافِقِ وَامْسَحُواْ برؤوسكم وأَرْجُلَكُمْ إِلَى الْكَعْبَينِ) «المائدة ٦».

ويقول سبحانه وتعالى (ثُمَّ لْيَقْضُوا تَفَثَهُمْ وَلْيُوفُوا نُذُورَهُمْ وَلْيَطَّوَّفُوا بِالْبَيْتِ الْعَتِيقِ) «الحج ٢٩». ومعنى وليقضوا تفثهم أي ليزيلوا الأوساخ التي أصابتهم في فترة الإحرام.

ويقول سبحانه وتعالى (وَثِيَابَكَ فَطَهِّرْ) «المدثر ٤».

ويقول سبحانه وتعالى (وَطَهِّرْ بَيْتِيَ لِلطَّائِفِينَ وَالْقَائِمِينَ وَالرُّكَّعِ السُّجُودِ) «الحج ٢٩».

والأحاديث النبوية التي تتصل بالنظافة كثيرة، منها ما روي عن النبي – صلى الله عليه وسلم – قوله: « الطهور شطر الإيمان».

٤. يجب أن يصاحب أي مشروع لمكافحة الحثر التوعية الكافية للسكان بأهمية المشاركة الإيجابية في التخطيط للمشروع وتطبيقه.

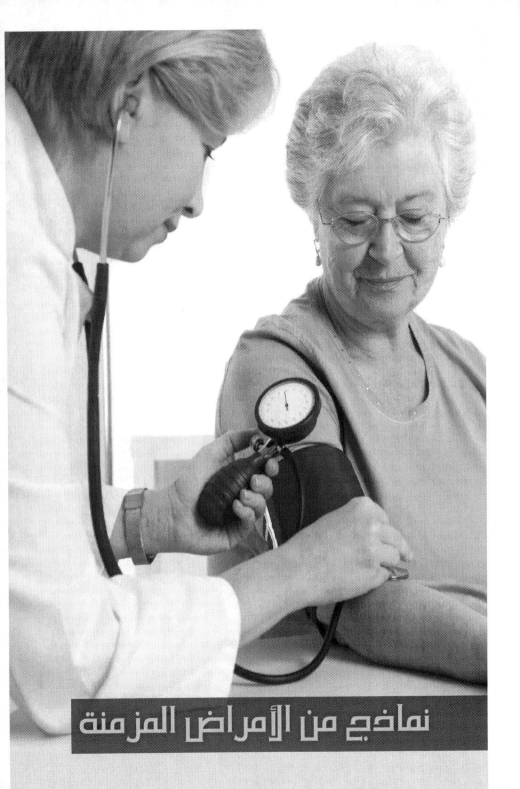

نماذج من الأمراض المزمنة

كما سبق أن فعلنا في الفصل الخاص بالأمراض المعدية سوف نختار في هذا الفصل بضعة محدودة من الأمراض المزمنة يتعرف الدارس من خلالها على أسباب ودواعي الأمراض المزمنة، وبعض العوامل الاجتماعية والاقتصادية التي تحيط بها، ومعدل تواجدها، ووسائل الوقاية منها.

سوء التغذية

تعود أسباب سوء التغذية إلى عوامل اقتصادية، أو جهل بالقيمة الغذائية للمواد الغذائية المتوفرة في المجتمع أو إلى العادات والتقاليد الخاطئة، أو إلى أمراض تضعف الجسم وتقلل من قدرته على الاستفادة من الغذاء. تشير إحصائيات منظمة الصحة العالمية إلى أن ثلثي سكان العالم يعيشون في مناطق يسودها سوء التغذية، وأن حوالي ١٥٪ من سكان العالم يعانون من مجاعات أو سوء تغذية شديدة.

سوء التغذية يعني نقص عنصر أو أكثر من العناصر الأساسية للغذاء. أما أعراضها ومظاهرها فهي في مجملها الضعف العام وسرعة الإرهاق والتعب وعدم التركيز.

وقد يجد الباحث المدقق مظاهر أخرى لسوء التغذية مثل: تدني مقياس الطول والوزن بالنسبة للعمر، أو وجود تشققات عند زوايا الفم، أو مادة دهنية عند جانبي الأنف، أو تقشف في الجلد، أو جفاف في ملتحمة العينين. وهناك مظهر آخر لسوء التغذية وهو البدانه والزيادة المفرطة في الوزن بما قد يصاحبها من مشاكل مرضية أخرى مثل الداء السكري وضغط الدم.

يعتمد علاج سوء التغذية أساساً على تعويض العناصر المفقودة (والتي يتم التعرف عليها بواسطة التحاليل المختبرية)، أما الوقاية وهي الأجدى والتي يجب أن يبذل من أجلها الوقت والجهد والمال، فتأتي عن طريق التثقيف الصحي الذي

يجعل أفراد المجتمع على وعي كاف بأساسيات التغذية، ليس ذلك فحسب وإنما أيضاً تبني سلوكاً صحياً في الغذاء. ولو أنك حدثت التلميذ في المدرسة – وهذا هو الأهم- ليل نهار عن فضل الفاكهة على السكريات والمعجنات، بينما أنت تعرض عليه السكريات والمعجنات في مقصف المدرسة بدل الفاكهه وتعرض عليه المشروبات الغازية بدلاً من الحليب، لما تقدمت خطوه واحده في سبيل تثقيفه.

الصحة الغذائية في المملكة

أجريت عدة دراسات في المملكة العربية السعودية لتحديد أبعاد الصحة الغذائية، وجميعها توحي بأن تحسناً واضحاً قد طرأ على الوضع الغذائي لسكان المملكة في العقود الثلاثة الأخيرة نتيجة للتطور الاجتماعي والاقتصادي والتعليمي وتحسن أسلوب الغذاء.

من أوائل الدراسات دراسة أجريت في عام ١٩٥٧م بين عمال شركة الزيت العربية الأمريكية (أرامكو) وجد من خلالها أن غذاء العمال غير كاف مقارنة بالمعدلات العالمية. كما وجد أن ٣٩٪ من العمال الذين فحصوا كان لديهم نقص في الوزن مقارنة بمعدلات العمال في أمريكا. ومن البدهي أن الفوارق بين عمال شركة أرامكو والعمال الأمريكيين تعود في بعض جوانبها إلى اختلاف الاستعداد الوراثي والسلالة. إنه في مقابل انخفاض الوزن بين العمال السعوديين كان هناك انخفاض في نسبة الإصابة بتصلب الشرايين.

في عام ١٩٦٧م أجريت في تربة البقوم قرب الطائف دراسة حقلية بين الأطفال في سن ما قبل المدرسة. ومن بين ٣٣٢ طفلاً فحصوا كان ٦٪ منهم لديهم سوء تغذية. و قد لوحظت في الدراسة ظاهرة تستحق الالتفات، وهي أنه لم تكن هناك

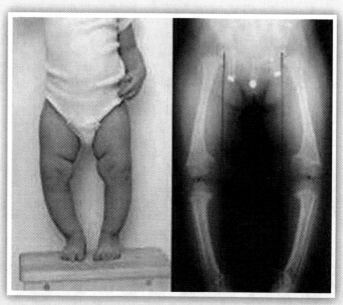

لين العظام مشكلة يمكن التغلب عليها بتعريض الأطفال لقدر كاف من أشعة الشمس

فوارق في الأوزان والأطوال بين الذكور والإناث في مجتمع القرية. ولكنها وجدت في مجتمع البادية. وقد يعزى ذلك إلى احتمال أن تغذية الأطفال الذكور في مجتمع البادية أفضل من تغذية الأطفال الإناث نتيجة للعادات والتقاليد.

بالإضافة إلى الدراسات السابقة التي اعتمدت على القياسات الأنثروبومترية والسريرية اهتم الباحثون بتحديد مستوى خضاب الدم (الهيموجلوبين) في الدم إذ أنه يعكس إلى حد بعيد الأسباب الرئيسة وراء فقر الدم بين السيدات أثناء الحمل والولادة.

قبل عام ١٩٨٠ لم يلتفت الباحثون إلى مشكلة لين العظام بين الأطفال في المملكة باعتبار أنها بلد مشمس، إلى أن أجريت دراسة في مستشفى الولادة والأطفال في الرياض استغرقت نحو سنة و كشفت عن وجود ٣١ حالة لأطفال مصابين بلين

العظام نتيجة لنقص فيتامين (د) في الجسم. ووجد أن أكثرهم قدموا من مستويات اجتماعية و اقتصادية منخفضة نسبياً. ومن المعروف أن فيتامين (د) يتكون في الجسم بتأثير من أشعة الشمس كما يوجد في بعض أنواع الطعام، ومن هنا كانت النتائج غير متوقعة في بلد كالمملكة يتمتع بقدر عال من أشعة الشمس. وفي دراسة نشرت في عام ٢٠٠٣ شملت ١٣،٠٠٠ طفل في المستشفى الجامعي بجده وجد أن نسبة الأطفال المصابين بلين العظام ٥٪.

وقد عزيت المشكلة إلى عدم تعريض الأطفال لأشعة الشمس بقدر كاف؛ كأن يلف الطفل بملابس كثيفة أو أن يبقى داخل البيت لفترات طويلة، بالإضافة إلى سوء الإضاءة داخل البيوت، ذلك أن زجاج النوافذ لا يسمح بنفاذ الأشعة فوق البنفسجية إلا بمقدار.

عزى الباحثون نقص فيتامين (د) في الدم بين كبار السن إلى تجنبهم لأشعة الشمس، وإلى نقص فيتامين (د) في غذائهم. و استبعدت طريقة اللبس كسبب رئيس وراء هذا النقص، إذ أنه بدراسة مجموعة من الطالبات السعوديات المحجبات وجد أن نسبة فيتامين (د) في أجسامهن كافية.

والخلاصة هي أن الباحثين أوصوا بإضافة فيتامين (د) إلى اللبن و مشتقاته، وتطوير النظام الهندسي في بناء البيوت كي يسمح لقدر أكبر من أشعة الشمس بالدخول، وبإعطاء فيتامين (د) للطفل في الشهور الأولى من حياته، و تعريض الأطفال إلى قدر كاف من أشعة الشمس خاصة في الصباح الباكر و وقت الأصيل.

أحد أسباب سوء التغذية لدى الأطفال هو عدم إرضاع الأمهات لأطفالهن و الاستعاضة عن ذلك بالإرضاع الصناعي، بالإضافة إلى عدم إعطاء الأطفال غذاء إضافياً إلى جانب اللبن في الشهور الأولى من الحياة. الإرضاع الصناعي - من الزجاجة - أصبح يكون مشكلة في حياة الأطفال في كثير من المجتمعات ذلك

أن كثيراً من الأمهات تحولن إلى الإرضاع الصناعي على تصور خاطىء بأنه من مستلزمات التطور الحضاري، أو أنه يحفظ للأم قوامها، مع أن العكس هو الصحيح.

وعندما سئلت مجموعة من الأمهات عن السبب وراء إرضاع أطفالهن من الزجاجة، ذكرت الغالبية العظمى منهن أن ذلك يعود إلى عدم كفاية اللبن في أثدائهن. وهي دعوى شائعة ولكنها غير صحيحة، فلبن الأم عادة كاف ولكن عدم إلقام الطفل الثدي منذ أول يوم يؤدي إلى قلة إدرار اللبن وبالتالي إلى توقفه بعد حين.

وهناك جدال قائم حول مدى تأثير التغير الذي طرأ في أسلوب الغذاء على الصحة العامة في المملكة. فهناك رأي تدعمه بعض الدراسات يقول أن صحة الأطفال في السنوات الأخيرة تحسنت بارتفاع المستوى الاقتصادي وانتشار الوعي الصحي. وفي الوقت نفسه يبرز رأي معارض مؤداه أن الغذاء التقليدي الذي كان يعتمد أساساً على اللبن والتمر والخبز الأسمر والمرقوق والقرصان أفضل من الأغذية الحديثة التي تعتمد على الأرز والمربى والمعجنات والمواد السكرية. وقد يكون كلا الرأيين صائباً في بعض جوانبه، فبقدر ما ارتفع مستوى الصحة نتيجة لارتفاع المستوى الاقتصادي والغذائي أصبنا في مجتمعنا بأدواء طرأت علينا مثل: داء السكري وأمراض القلب وتصلب الشرايين نتيجة الإفراط في الأكل و زيادة نسبة السكريات والدهون فيه وقلة الحركة.

في دراسة شملت ٢٣,٠٠٠ طفلاً وجد أن أوزان وأطوال الأطفال السعوديين عند الولادة مماثلة تقريباً لأوزان الأطفال الأمريكيين في نفس الفئة العمرية. ولكن عند الخامسة من العمر نجد أن الأطفال السعوديين أقل وزناً وأقصر قامة من الأطفال الأمريكيين، وقد عزيت الأسباب إلى الفوارق الجينية والبيئية و الغذائية. وفي دراسة نشرت عام ٢٠٠٥ و شملت ١٧,٠٠٠ سعودي في سن ٣٠ – ٧٠ سنة وجد أن

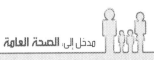

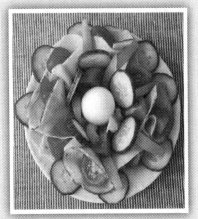

٣٧٪ منهم لديهم زيادة في الوزن، ووجد أن زيادة الوزن منتشرة أكثر بين الذكور. ووجد أن ٣٪ يعانون من البدانة المفرطة. ونصح الباحثون بضرورة عمل دراسة شاملة لتبيين العوامل الاقتصادية والاجتماعية للمشكلة تمهيداً لوضع خطة عمل لحلها.

الخضروات مصدر رئيسي للفيتامينات والمعادن والألياف.. ينصح بالإكثار منها مع مراعاة نظافتها.

وباختصار، فإن مشكلة سوء التغذية في المملكة العربية السعودية إجمالا محدودة وليست شديدة الوطأة. والموجود منها يتمثل في قلة: الوزن أو زيادته أو فقر الدم أو لين العظام في بعض المجتمعات. وتعود أسباب سوء التغذية في الغالب إلى عدم وجود الوعي الكافي، وإلى مفاهيم خاطئة حيال القيم الغذائية، أكثر مما تعود إلى أسباب اقتصادية بحته. ومن هنا يجب الاهتمام بتطوير برامج التثقيف الصحي عن طريق وسائل الإعلام، والزائرات الصحيات، ومراكز الرعاية الصحية الأولية، كما ينصح بإعطاء وجبة غذائية لتلامذة المدارس خاصة في القرى وبعض مجتمعات المدن.

في الوقت نفسه نجد أن عملية الهجرة إلى المدن وتوطين البادية والاتصال السريع بالعالم الخارجي، أدت إلى تغيرات اقتصادية و اجتماعية وسلوكية في المدينة والقرية. هذه التغيرات السريعة بقدر ما حملت إلينا من خيرات حملت في طياتها بعض السيئات من ضمنها: البدانة وارتفاع نسبة الكوليسترول والداء السكري لدى بعض الفئات من المواطنين، و من هنا كانت ضرورة العمل على زيادة الوعي لدى السكان لترشيد هذه التغيرات السريعة وتوجيهها التوجيه الصحيح.

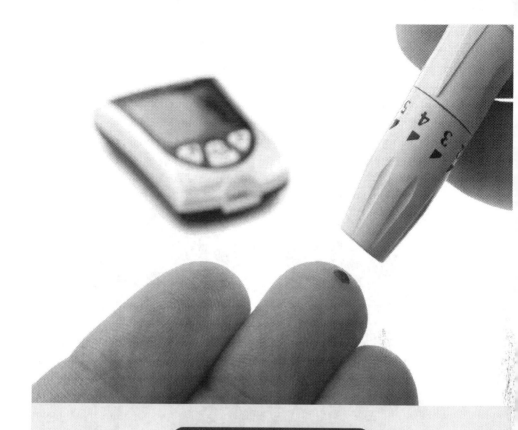

الداء السكري

تعود معرفة الإنسان للداء السكري إلى أزمنة سحيقة في التاريخ، وفي أوراق البردي المصرية التي ترجع إلى بضعة آلاف من السنين وجد وصف واف للمرض، وقبل ميلاد السيد المسيح – عليه السلام وصف الأطباء اليونانيون الداء السكري فأوفوا على من سبق، وفي القرن الثاني الميلادي أطلق على المرض اسم الدايبيتس (ومعناه السيفون) دلالة على كثرة التبول، ومع بداية القرن العشرين الميلادي عرفت علاقة نقص الأنسولين بالداء السكري.

الداء السكري يسببه نقص نسبي في هرمون الأنسولين الذي تفرزه غدة البنكرياس مما ينتج عنه ضعف مقدرة الجسم على التمثيل الغذائي للسكر في الدم، ويصاحب ذلك في أحوال كثيرة اضطراب في التمثيل الغذائي للبروتينات والمواد

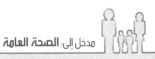
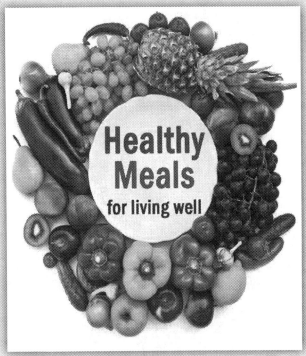

أفضل وقاية من الداء السكري نجدها في أربع ركائز:
الغذاء المتوازن، والوزن المعتدل، والرياضة المنتظمة، والفحص الدوري.

الدهنية. لا يعرف سبب محدد للمرض ولكن هناك عوامل كثيرة تساعد على ظهوره منها: البدانة، وقلة النشاط الجسماني، والاستعداد الوراثي لدى الإنسان يوجد نوعان أساسيان من الداء السكري، وإن كانا في الواقع يمثلان امتدادا لمرض واحد. النوع الأول هو الداء السكري الذي يعتمد في علاجه على الأنسولين وهو عادة شديد الوطأة ويصيب صغار السن وقد يكون سببه التهاب حموي (فيروسي) ولكن العلم لم يتحقق من ذلك بعد. أما النوع الثاني من الداء السكري فلا يعتمد على الأنسولين في علاجه ويصيب عادة كبار السن ولا تصاحبه نفس المضاعفات التي تصاحب النوع الأول. والداء السكري كثيراً ما نراه يسري في أفراد العائلة

الواحدة.. يتوارثون الاستعداد للإصابة به جيلاً بعد جيل.

تشمل أعراض الداء السكري زيادة العطش، و إدرار البول، والنهم إلى الطعام، ونقص الوزن، والضعف العام، وحكة في منطقة العانة خاصة لدى السيدات. أما مضاعفاته فتنعكس أساساً على العينين والكليتين والجهاز العصبي والدورة الدموية. وتزداد مضاعفاته في حالة البدانة لأن الجسم يحتاج في هذه الحالة إلى كمية أكبر من الأنسولين مع عجز البنكرياس عن إفرازه. ومن هنا نجد أن المجتمعات التي يقل فيها الداء السكري إذا حدث وارتفع مستوى الدخل والمعيشة فيها وزادت كمية الغذاء الذي يتناوله الإنسان عن حاجته برزت فيها مشكلة الداء السكري. وهذا ما حدث في المملكة العربية السعودية فقد ارتفعت نسبة الداء السكري في السنوات الأخيرة عما كانت عليه من قبل بسبب ارتفاع مستوى المعيشة وتوفر أنواع كثيرة من الأغذية.

وتبعا لدراسات منظمة الصحة العالمية يكون الداء السكري مشكلة عالمية تصيب البشر في أنحاء العالم. وهناك علاقة متداخلة بين الاستعداد الوراثي للمرض وعوامل البيئة التي تحيط بالإنسان، بما في ذلك نمط الحياة ودرجة النشاط الجسماني وأسلوب الغذاء. ويكثر انتشار المرض بين البدينين والذين لا يمارسون نشاطا جسميا أو رياضيا.

يتراوح المعدل حدوثا لداء السكري لدى الأطفال من ٦ في المليون في السنة في اليابان إلى ٢٩٠ في المليون في السنة في فنلندا،أما بين الكبار ممن تجاوزوا الأربعين من العمر فيتراوح معدل انتشار المرض في الولايات المتحدة الأمريكية من ٢ في الألف بين السكان البيض إلى ٥٧ في الألف بين بعض قبائل الهنود الحمر في أريزونا.

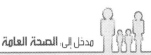

مشكلة الداء السكري في المملكة العربية السعودية

مع أن الداء السكري استقطب من اهتمام الباحثين في المملكة وعقدت من أجله العديد من الاجتماعات الطبية في السنوات الأخيرة إلا أن الدراسات التي نشرت عنه قليلة، كما أنها أجريت في مناطق محدودة وغالبا بين مرضى المستشفيات وهم – بدهياً– لا يمثلون سكان المملكة. ومن المتعارف عليه أن وجود السكر في البول يدل على وجود الداء السكري، إلا أن بعض الأبحاث أثبتت أن أغلبية المرضى السعوديين المصابين بالداء السكري لا توجد في بولهم آثار للسكر. وخلص الباحثون إلى أن قياس السكر في البول لدى السعوديين لا يكفي للدلالة على مرض السكر، ومن هنا يجب أن يكون الاعتماد في تشخيص الداء على قياس نسبة السكر في الدم.

وفي دراسة عن مرضى السكر نشرت في عام ٢٠٠٤ وجد أن معدل الإصابة بمرض السكر بين الكبار ٢٤٪ وهي نسبة عالية جداً، إذا قورنت بالمتوسط العالمي للإصابة بالمرض وما ذاك إلا للتغيرات التي حصلت في العقود الخيرة في أسلوب الحياة، بما في ذلك الطعام الدسم وقلة الحركة والضغوط النفسية. أضف إلى ذلك احتمال الاستعداد الوراثي لدى المواطنين و كثرة زواج الأقارب. وقد وجد أن ٢٧٪ من المصابين بالسكر لم يكونوا على دراية بأنهم مصابون به. كما وجد أن معدل الإصابة بين سكان المدن أكثر من معدله بين سكان القرى أو البادية.

الوقاية من المرض

معلوماتنا عن الداء السكري في المملكة العربية السعودية ما زالت محدودة. ومع قلتها فهي توحي بأن مشكلة الداء السكري ظهرت مؤخرا في المملكة نتيجة للارتفاع في المستوى المعيشي والاقتصادي وتغير النظام الغذائي للسكان خاصة في المدن، إذ أصبح الناس يميلون إلى الغذاء الدسم الذي تزداد فيه نسبة السكريات والدهون، بالإضافة إلى قلة ممارسة الرياضة والمجهود البدني. ولا ننسى أن تحسن وسائل التشخيص ساعدت على إبراز المشكلة.

وحتى نكافح مرضا يصيب نحوا من ٢٤٪ من السكان يجب أن نتوسع في نشر الوعي الصحي والتشخيصي المبكر بهدف العلاج المبكر أي يجب أن يقرن العلاج بالوقاية. ويجب أن تركز برامج التوعية الصحية على أهمية الرياضة البدنية المنتظمة، والغذاء المعتدل المتناسق، وتجنب البدانة والقلق الشديد، ويفضل عدم الزواج من داخل العائلة إذا كان فيها تاريخ للمرض.

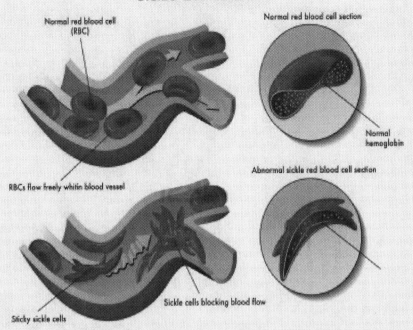

Sickle-Cell Anemia

Normal red blood cell (RBC)

Normal red blood cell section

Normal hemoglobin

RBCs flow freely whitin blood vessel

Abnormal sickle red blood cell section

Sticky sickle cells

Sickle cells blocking blood flow

في الجزء العلوي كريات الدم الحمراء السليمة تنساب بسهولة ويسر في الشعيرات الدموية، وفي الجزء السفلي كريات الدم الحمراء المنجلية تتعثر في سريانها وتتراكم على بعضها البعض وتغلق الشعيرات الدموية

فقر الدم المنجلي

أول حالة فقر دم منجلي وصفت كانت حالة طالب طب من جامايكا في عام ١٩١٠م. فقد لوحظ أن كريات الدم الحمراء لديه إذا ما نزع منها الأكسجين في المختبر يصبح شكلها مثل المنجل ويسهل تحللها وتكسرها بما يترتب على ذلك من فقر في الدم وما يصاحبه من مضاعفات. وبينت الدراسات التي أجريت فيما تلي من سنين أن سبب فقر الدم المنجلي وجود خضاب دم (هيموجلوبين) شاذ في كريات الدم الحمراء يختلف في تركيبه عن خضاب الدم السوي وتوالت الاكتشافات حتى عرف عند الإنسان ٢٣٠ نوعا من خضاب الدم مختلفة عن خضاب الدم السوي ومنتشرة في أجزاء متفرقة من العالم. وسميت أغلب هذه الأنواع بأسماء الأماكن

التي اكتشفت فيها لأول مرة. أحد هذه الأنواع سمي بخضاب دم الرياض وقد شارك في اكتشافه الدكتور محسن الحازمي. والأغلبية العظمى (حوالي الثلثين) من خضابات الدم غير السوية لا تسبب أعراضا مرضية.

فقر الدم المنجلي مرض وراثي يرثه الإنسان أو يرث الاستعداد له من أبويه. فمن المعروف أن جينات الوراثة تتحكم في شكل الإنسان واستعداداته النفسية والعقلية واحتمال إصابته بالأمراض. والإنسان يرث نصف جينات الوراثة من أبيه والنصف الأخر من أمه. وخضاب الدم في كريات الدم الحمراء مثله مثل غيره من مكونات الجسم البشري تتحكم في تركيبه جينات الوراثة.

نستطيع أن نتصور عدد كريات الدم الحمراء في جسم الإنسان إذا ما عرفنا أن في المليمتر المكعب من الدم يوجد حوالي خمسة ملايين كرة دموية حمراء. تعيش الكرة الحمراء حوالي ١٢٠ يوما تموت بعدها ليولد غيرها، ولهذا فإن دم الإنسان يتجدد باستمرار. المهمة الأساسية لكريات الدم الحمراء هي: نقل الأكسجين من الرئتين إلى خلايا الجسم حيث تتم عملية الاحتراق والتمثيل الغذائي ثم يعود الدم بثاني أكسيد الكربون من الخلايا إلى الرئتين للتخلص منه. وإذا ما انخفضت كمية خضاب الدم أو اختل تركيبه لأي سبب من الأسباب (كما هو الحال في فقر الدم المنجلي) ضعفت قدرت الدم على حمل الأكسجين إلى الخلايا.

يولد الإنسان عادة بخضاب دم سوي التركيب ولكنه قد يرث أحد جينة مختلة من أحد أبويه، وبالتالي يرث الاستعداد للمرض و يعيش عادة صحيحاً معافاً. أما إذا كان كلا الأبوين مصاباً بالمرض أو كلاهما لديه الاستعداد للمرض فهناك احتمال في أن يرث الإنسان جينتين مختلتين من أبويه وبالتالي قد يصاب بفقر الدم المنجلي. وفي هذه الحالة تكون الكريات الحمراء على شكل المنجل سهلة التكسر والتحلل.

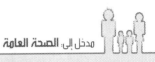

أعراض المرض:

فقر الدم المنجلي يصاحبه خمول وإعياء وآلام في الجسم وبخاصة في البطن، تأتي الأعراض على هيئة نوبات تذهب و تجيء، تكثر بين الصغار وتقل وتتباعد بين الكبار، وقد يصاب المريض بتضخم الطحال واليرقان.

الأنيميا المنجلية في المملكة العربية السعودية

الأنيميا المنجلية في المملكة أخف وطأه من الأعراض التي تصيب السود في أمريكيا وإفريقيا. وقد وجد أن المرضى في حوض البحر الأبيض المتوسط يعيشون حياة مديدة بعكس أقرانهم من السود في أمريكيا وإفريقيا الذين تتأثر حياتهم بالمرض.

من المعتقد أن جينة فقر الدم المنجلي تحورت بقدرة الله عن الجينات الطبيعية، وأنها ظهرت أول ما ظهرت في إفريقيا الاستوائية ومنها انتقلت إلى أماكن متفرقة في العالم نتيجة للهجرات أو تجارة الرقيق.وأكبر نسبة من مرض فقر الدم المنجلي في العالم نجدها في شرق إفريقيا، حيث أن ٤٠٪ من سكان بعض القبائل يحملون جينات المرض. وفي أمريكيا الشمالية نجد أن ٩٪ من السود لديهم الاستعداد الوراثي للمرض، وحوالي واحد في الألف منهم مصابون بالمرض.

في المملكة العربية السعودية نجد أكبر نسبة من المصابين بفقر الدم المنجلي في المنطقة الشرقية. وتعود أسباب تواجده إلى عوامل متداخلة، منها ما هو بيئي ومنها ما هو وراثي. فالمنطقة الشرقية كانت قديماً مركزاً لتجارة الرقيق من زنوج افريقيا والذين حملوا معهم جينات المرض. وقبل الخمسينيات الميلادية لم تشخص حالة

واحدة لفقر الدم المنجلي في المملكة، والسبب هو تفشي مرض البرداء (الملاريا)، ومن ثم فالمريض بفقر الدم أو تضخم الطحال كان يشخص على أنه مريض بالبرداء. أما المرضى الذين كان لديهم يرقان، فكان يعزى الأمر إلى إصابتهم بالتهاب الكبد الحموي (الفيروسي). مع بداية اكتشاف الجينة المسببة لفقر الدم المنجلي في المنطقة الشرقية في الخمسينيات الميلادية بدأ الأطباء يدركون أنه أحد الأسباب الرئيسة وراء فقر الدم.

في عام ١٩٥٧م أجريت دراسة في المنطقة الشرقية ووجد من خلالها أن نسبة الذين لديهم الاستعداد للمرض (وليس المرض نفسه) بين القاطنين فيها تبلغ ١٠٪،

أما بين القادمين إليها من مناطق أخرى فلا تزيد النسبة بينهم عن ١٪. كما وجد أن الجينات التي تسبب فقر الدم المنجلي تساعد على حماية المصاب من الملاريا، والسبب في ذلك أن إصابة كريات الدم الحمراء بفقر الدم المنجلي لا يجعلها قابلة لنمو طفيلي الملاريا في داخلها.

الوضع الحالي

يتوزع فقر الدم المنجلي في الجزيرة العربية بشكل غير منتظم، وأعلى معدل لوجوده في المناطق الزراعية التي كانت تستوطنها البرداء فيما مضى.

الأماكن الأساسية للأنيميا المنجلية هي واحتي القطيف والإحساء في المنطقة الشرقية، وقرى خيبر إلى جوار المدينة، وتهامة عسير في الجنوب الغربي من المملكة. وكلها مناطق زراعية كانت في وقت ما موبوءة بالبرداء. وما زالت تهامة عسير موطناً للبرداء إلى اليوم.

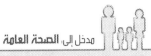

وفي دراسة أجريت في المنطقة الشرقية عام ١٩٨٠م شملت ٢٣٤١ طفلاً حديثي الولادة، وجد منهم ٧٨٪ أصحاء و ٢٠٪ لديهم الاستعداد لفقر الدم المنجلي و٢٪ مصابون بالمرض. وقد وجد أن مضاعفات المرض أقل وطأة بكثير من المضاعفات التي سجلت بين المرضى من السود في أمريكيا الشمالية أو في جامايكا. وفي دراسة نشرت في عام ٢٠١١م وجد أن معدل الاستعداد الوراثي لدى سكان المملكة من السعوديين هو ٤٪.

الوقاية من المرض

لا يوجد علاج محدد لفقر الدم المنجلي، ولكن الارتفاع في مستوى المعيشة والتغذية الجيدة والرعاية الصحية جميعها تؤدي إلى انخفاض معدل انشار المرض. أما أهم عناصر مكافحة المرض فهو التشخيص المبكر خاصة عند الأطفال حديثي الولادة، ومن ثم إحاطة الطفل المريض منذ بداية حياته برعاية صحية كافية. كذلك ينصح بالإقلال من تزاوج الأقارب حتى لا تجتمع الفصائل الضعيفة المتوارثة من الأبوين في أطفالهما. وقد أحسن المسئولون في بلادنا صنعاً بسن قانون يقضي بفحص الفتى والفتاة المقبلين على الزواج، حتى يتسنى معرفة ما إذا كان لدى أي منهم استعداد لنقل مرض وراثي - وبخاصة الأنيميا المنجلية- إلى ذريته فيما بعد الزواج.

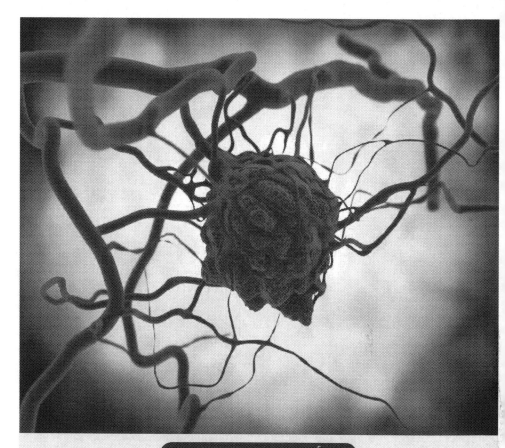

أمراض السرطان

السرطان نمو غير منتظم يطرأ على بعض خلايا الجسم مما يجعلها تتكاثر، هذه الخلايا السرطانية قد تغزو أي مكان في الجسم وأي نوع من أنواع الخلايا.

تعزى بعض أنواع السرطان إلى عوامل بيئية بعضها كيميائي مثل: النيكوتين والقطران، وبعضها طبيعي كالإشعاع، وبعضها حيوي كالحمات (الفيروسات)، بالإضافة إلى أن العامل الوراثي لدى الإنسان يحدد مدى استعداده للإصابة بالمرض. أغلب الأورام التي تصيب جسم الإنسان هي أورام حميدة، والقلة منها سرطان. والوقاية من السرطان ممكنة. هناك الوقاية الأولية التي تركز على تفادي الإصابة بالمرض بتفادي الأسباب البيئية المؤدية له مثل الامتناع عن التدخين أو

عدم التعرض لمقادير عالية من الإشعاع. وهناك الخط الثاني من الوقاية الذي يعتمد على التشخيص المبكر والعلاج المبكر للحد من انتشاره ومضاعفاته.

ما كتب ونشر عن السرطان في المملكة العربية السعودية أكثر مما كتب ونشر عن أي مرض آخر. وفي خلال السنوات الخمس الأخيرة نشر أكثر من خمسين بحثاً عنه. تشير الدراسات إلى أن معدل انتشار السرطان في المملكة ٧٠ حالة في كل ١٠٠,٠٠٠ نسمة، بيد أن الدراسات التي أجريت كان أكثرها في المستشفيات، ومن هنا فإن نتائجها لا تمثل الواقع الحقيقي للمرض. ولعدم وجود دراسة شاملة عن المرض فإنه من الصعوبة بمكان مقارنة الوضع بالمملكة بدول أخرى لما يعتري الدراسات دائماً من ثغرات.

من خلال الدراسات التي أجريت نجد أن أكثر أنواع السرطانات انتشاراً هي سرطانات العقد اللمفية والثدي والجلد والمريء والرئة والفم والمعدة. وهناك فوارق بين الذكور والإناث، فبين الذكور يأتي سرطان العقد اللمفية والمريء والرئة والفم في المقدمة، في حين يأتي سرطان الثدي في المقدمة عند السيدات يتلوه سرطان الغدد اللمفية والمريء وعنق الرحم. وعندما نقارن هذه النتائج بنتائج أخرى سجلت قبل نصف قرن في مستشفى شركة الزيت العربي (أرامكو) في الظهران (وقد كانت أكثر المستشفيات استقبالاً لحالات السرطان آنذاك) نجد أن هناك فوارق في ترتيب أنواع السرطان، فقد سجل سرطان المعدة وابيضاض الدم (ليوكيميا) والجلد آنذاك كأعلى معدل انتشار، بينما أتى سرطان الرئة في ترتيب متأخر. ويبدو أن الارتفاع في سرطان الرئة والانخفاض في سرطان المعدة جاء نتيجة للتطور الاقتصادي والاجتماعي في المملكة. وهو ما لوحظ في اليابان وبلدان

أخرى تطورت اقتصاديا في القرن العشرين الميلادي.

في دراسة أرامكو قبل نصف قرن كان عدد المرضى من الذكور ثلاثة أضعاف عدد المرضى من الإناث، وكان متوسط أعمار المرضى حوالي ٤٥ سنة. أما في السنوات الأخيرة فنجد أن عدد المرضى من الذكور يعادل مرة ونصف عدد المرضى من الإناث، وأن متوسط عمر المرضى ٦٠ عاماً. وتعود الزيادة في نسبة عدد الإناث - في الغالب- إلى أن العادات والتقاليد أصبحت تتيح فرصة أكبر لهن لكي يترددن على المستشفيات للفحص والعلاج.

وفي عام ١٩٦٣م كتب أحد الباحثين أن السيدات كن يقاومن الفحص الطبي، خاصة إذا كان في الثدي أو في عنق الرحم أو إذا كان الفاحص طبيباً وليس طبيبة. وقد يرفض الأزواج في بعض الأحيان أن تفحص زوجاتهم. أما الآن فقد أصبح تقبل الناس للفحص والعلاج مختلفا عن ذي قبل. أيضا قد تعود الزيادة الحالية في نسبة الإصابة بين الإناث إلى زيادة تعرضهن للعوامل المؤدية للسرطان مثل التدخين. وقد ترجع الزيادة في متوسط الأعمار إلى الارتفاع النسبي في عمر السكان. ومع هذا فإن سن الإصابة بالسرطان في المملكة أقل من سن الإصابة به في المجتمعات الغربية.

ومن الدراسات التي أجريت، نجد أن هناك فوارق في معدل الإصابة في مناطق المملكة نتيجة للاختلاف في الظروف الجغرافية والمناخية والغذائية والعادات الصحية ومستوى التعليم والمستوى المعيشي وتوفر وسائل التشخيص. وفيما يلي ملخص للنتائج التي انتهت إليها الدراسات التي أجريت عن بعض أنواع السرطان في المملكة.

سرطان الأورام اللمفية

الأورام اللمفية من أكثر أنواع السرطان انتشاراً ليس في المملكة فحسب وإنما أيضاً في منطقة حوض البحر الأبيض المتوسط. وفي دراسة أجريت في الأردن وسوريا ولبنان ومصر واليمن الجنوبية وجد أن معدل الإصابة بها يمثل حوالي ١٥٪ من مجموع السرطانات، وهو من أعلى المعدلات في العالم. مما يوحي بأن وراء هذا الارتفاع النسبي خصائص جغرافية أو سلالية لم تحدد بعد، وتستحق المزيد من البحث.

سرطان المريء

هناك اختلافات جمة في معدل الإصابة بسرطان المريء في مناطق العالم، إذ يتراوح معدل الإصابة به بين ٥ في كل ١٠٠ ألف نسمة في المجتمعات الغربية إلى ١٠٠ في كل ١٠٠ ألف نسمة في بعض المناطق من الاتحاد السوفيتي وإيران والصين وجنوب إفريقيا. وقد دللت الدراسات التي أجريت في أنحاء متعددة في العالم على وجود علاقة بين سرطان المريء وعوامل بيئية مختلفة منها: الإفراط في تناول المواد الكحولية، والإفراط في التدخين، وتناول مشروبات شديدة الحرارة أو أغذية مهيجة قد تجرح الغشاء المخاطي المبطن للمريء، ونقص فيتامين (أ) في الغذاء، والتعرض لمواد كيميائية مثل: الكدميوم والرصاص.

وفي المملكة العربية السعودية وجد أن نسبة سرطان المريء عالية بين أنواع السرطان الأخرى. ووجد أن أعلى نسبة كانت بين الذين قدموا من أواسط نجد، ولم تعرف بعد الأسباب وراء هذه الفوارق في المعدل، كما أن هذه الفوارق لم تتأكد بشكل نهائي.

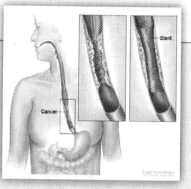

سرطان المرئ مثله مثل غيره من أنواع السرطانات عبارة عن تكاثر غير منضبط في الخلايا وتكمن أسبابه في عاملين أساسين: استعداد وراثي، وظروف بيئية تساعد على ظهوره.

وبدراسة أعراض المرض وجد أن ٢٢٪ من المرضى كانوا يعانون من سوء التغذية والهزال الشديدين نتيجة لصعوبة البلع، و٣٥٪ منهم كان لديهم نقص في فيتامين (أ) ولا يعرف إذا كان ذلك سبباً أو نتيجة للمرض، كما وجد أن نسبة عالية من المرضى كانوا يكثرون من شرب القهوة العربية. جميع هذه العوامل لم تتأكد علاقتها بشكل نهائي بسرطان المريء، مما يستدعي إجراء دراسات أوسع وأكثر شمولاً لمعرفة العوامل المتصلة بالمرض في المملكة.

سرطان المعدة

في الخمسينات الميلادية كان سرطان المعدة أكثر أنواع السرطان انتشاراً. وفي دراسة أجريت مؤخراً وجدأن سرطان المعدة يأتي في المرتبة السابعة، ووجد أن أكثر المصابين قدموا من المنطقتين الوسطى والشمالية. هذه الفروق بين المناطق قد تكون حقيقية وقد تعود إلى اختلاف في إمكانات التشخيص. ومن المتوقع انخفاض نسبة الإصابة بسرطان المعدة مع ارتفاع مستويات المعيشة كما حدث في المجتمعات الغربية.

سرطان الكبد

سرطان الكبد من السرطانات قليلة الحدوث في أوروبا الغربية وأمريكا الشمالية، وكثيرة الحدوث في الدول النامية خاصة في الشرق الأقصى وجنوب شرق أسيا وإفريقيا. واختلفت الدراسات التي أجريت في المملكة على معدل الإصابة

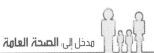
بالمرض، فهو يأتي في بعض الدراسات في المرتبة الرابعة بين أنواع السرطانات وفي دراسات أخرى يأتي في المرتبة السادسة عشر. والأمر يحتاج إلى مزيد من البحث لمعرفة مدى تواجده والعوامل التي تساعد على حدوثه.

والملاحظ أن أغلب المرضى يأتون في حالة متأخرة نتيجة لتأخر التشخيص. أكثر مرضى سرطان الكبد من بين الكبار في السن (٦٠ إلى ٧٠ عاما) ومعدل الإصابة بين الرجال أكثر من السيدات ربما للاختلاف بين الجنسين في طلب العلاج في المستشفى نظراً للتقاليد.

سرطان الفم والحنجرة

سرطان الفم والحنجرة من أكثر أنواع السرطان انتشاراً في العالم، مع اختلاف في معدل الإصابة به من منطقة إلى أخرى. وجدت علاقة بين الإصابة بسرطان الفم ومضغ التبغ، والإفراط في تناول المشروبات الكحولية والتدخين.

معدل الإصابة بين الذكور ضعف معدل الإصابة بين الإناث، و ٨٠٪ من المرضى بسرطان الفم والحنجرة اعتادوا مضغ التبغ وهو عبارة عن خليط من مسحوق التبغ وبيكربونات الصوديوم والرماد يحتفظ به في الفم ويمتص رحيقه، وهي عادة كانت تمارس إلى عهد قريب في المنطقة الجنوبية بالمملكة خاصة بين الرجال. وقد وجد أن خلاصة المسحوق إذا ما حقنت في حيوانات التجارب أدت إلى السرطان.

وقد وجد أن معدل الإصابة بين القادمين من الجنوب أعلى منها بين القادمين من مناطق أخرى في المملكة، بل ويقارب معدل الإصابة في مدينة بومباي في الهند وهو من أعلى المعدلات في العالم. (تسع مرات أعلى من المعدل في الولايات المتحدة الأمريكية).

سرطان الغدة الدرقية

سرطان الغدة الدرقية ورم حميد نسبياً فهو ينمو ببطء ولكنه قد يغدو في بعض الأحيان شديد الوطأة. ويختلف ترتيب سرطان الغدة الدرقية في المملكة بالنسبة لبقية أنواع السرطانات من دراسة لأخرى. فهو يتراوح بين المرتبتين الثامنة والرابعة عشر. وفي كل الدراسات التي أجريت وجد أن معدل الإصابة بين الإناث أكثر منه بين الذكور.

مظاهر المرض عبارة عن تضخم الغدة الدرقية على هيئة ورم صلب وغير مؤلم. خلص الباحثون إلى أن معدل الإصابة بسرطان الغدة الدرقية في المملكة قد يكون أكثر مما يبدو عليه وقد يكون لأشعة الشمس دور في ذلك، واستبعد نقص اليود (الأيودين) كسبب وراء سرطان الغدة الدرقية لوفرته النسبية في المملكة.

سرطان الثدي

قبل نحو ٥٠ عاماً درست ١٩٣ حالة مريضة بالسرطان وجد من بينهم ٨ حالات فقط بسرطان الثدي. وهو معدل منخفض جداً، إلا أن الباحثين عزو ذلك إلى إحجام السيدات السعوديات عن الفحص الطبي. وقد أكدت الدراسات التي أجريت أخيراً أن سرطان الثدي هو أكثر أنواع السرطان بين السيدات.

ومما يؤسف له أن الحالات تصل إلى المستشفى في مرحلة متأخرة، حيث وجد أن متوسط الفترة بين ظهور الأعراض ودخول المستشفى للفحص والعلاج ستة شهور، وهي فترة طويلة ما كان ينبغي أن تمضي بدون تدخل طبي لإيقاف المرض في مراحله الأولى. وقد يعزى التأخير في التشخيص إلى الخجل والخوف وربما أيضا إلى عدم توفر الوسائل الكافية للتشخيص.

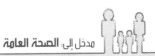

ومن المعتقدات الشائعة أن الزواج المبكر والحمل المتكرر يعطيان المرأة مناعة نسبية ضد المرض، ولكن الدراسات التي أجريت مؤخراً لم تؤكد هذه النظرية أو تنفيها.

سرطان عنق الرحم

يأتي سرطان عنق الرحم في المرتبة الخامسة بين أنواع السرطانات التي تصيب النساء في المملكة. ومع هذا فإن معدل الإصابة بالمرض يعد منخفضاً إذا قورن بالمعدل في بلدان أخرى. وهناك حاجة لمزيد من الدراسات لتحديد العلاقة بين الانخفاض النسبي في معدل الإصابة بسرطان عنق الرحم في المملكة وتعدد مرات الحمل والمحافظة الجنسية لدى السيدات والختان لدى الرجال.

سرطان الرئة

ليس هناك ثمة شك في أن أحد الأسباب الرئيسة وراء سرطان الرئة هو تدخين السجائر، فاحتمال الوفاة من سرطان الرئة بين المدخنين أكثر بحوالي عشر مرات من احتمال الوفاة بسرطان الرئة بين غير المدخنين. وهناك عوامل أخرى وراء المرض منها التعرض للأسبستوس (معدن لا يحترق وموصل غير جيد للحرارة) وإلى المواد المشعة وصناعة الكرومات وتكرير النيكل وتلوث البيئة بشكل عام.

ولسوء الحظ نجد أن تدخين السجائر بين السيدات أصبح مألوفا، وقد يكون الدافع إليه الشعور الخاطئ بأن التدخين مظهر للرقي الاجتماعي. ومع أن المواطن السعودي أصبح على وعي بمضار التدخين إلا أن الكثيرين ما زالوا يدخنون إما عن اهمال أو عن تواكل وفهم خاطئ لمعنى الآية الكريمة (قل لن يصيبنا إلا ما كتب الله لنا) (التوبة ٥١) فالله سبحانه وتعالى يأمرنا باتقاء الأسباب وألا نعرض

أنفسنا إلى التهلكة وبعد هذا كله فمقدراتنا بين يديه جل وعلا. والدارسات الأولية التي تجري حاليا تشير إلى أن تدخين الشيشة لا يقل ضرراً عن تدخين السجائر.

سرطان المثانة

أظهرت الدراسات أن معدل الإصابة بسرطان المثانة في المملكة منخفض عنه في البلدان الصناعية نسبيا، ووجد أن نسبة الإصابة أعلى بين القادمين من المناطق الجنوبية خاصة من الذكور، وقد عزى ذلك إلى وجود مرض البلهارسيا في المنطقة الجنوبية وإن كانت العلاقة بين البلهارسيا وسرطان المثانة لم تتأكد بعد.

سرطان الجلد

يختلف معدل الإصابة بسرطان الجلد في مناطق العالم. أعلى معدل سجل كان في استراليا حيث يكون سرطان الجلد ٥٠٪ من أنواع السرطان، أما أقل معدل فقد سجل في بومباي في الهند إذ يكون ٣٪ فقط من أنواع السرطان. ويرجع هذا الاختلاف في أكثره إلى مدى التعرض للأشعة فوق البنفسجية والتي تختلف شدتها من منطقة إلى أخرى حسب الموقع الجغرافي ومستوى الارتفاع عن سطح البحر ومدى تركيز طبقة الأوزون في الجو.

معدل الإصابة بسرطان الجلد من الممكن حوالي ٣٪ من بين أنواع السرطان مما يجعل سرطان الجلد يأتي في المرتبة العاشرة. وقد عزيت هذه المعدلات المنخفضة بالرغم من أن بلادنا مشمسه إلى ميل السكان إلى تفادي التعرض لأشعة الشمس، وإلى ارتداء اللباس التقليدي كالغترة البيضاء أو الشماغ للرجال والحجاب للسيدات.

المعلومات والاعتقادات حيال السرطان

نسبة عالية من مرضى السرطان في المملكة تسعى إلى العلاج في مرحلة متأخرة من مراحل المرض وذلك نتيجة للإهمال أو الجهل أو كليهما معاً.

وفي دراسة أجريت على عينة من مرضى السرطان الذين عولجوا في مستشفى الملك فيصل التخصصي بالرياض وجد أن ١٦٪ منهم فقط كانوا يعرفون طبيعة مرضهم عند دخولهم إلى المستشفى، ووجد أن نسبة عالية منها كانت معلوماتهم عن المرض غير صحيحة، وعلى سبيل المثال كان بعضهم يتفادى العلاقة الزوجية خشية ان يعدي زوجته (وهو اعتقاد خاطئ) مما أدى إلى زيادة حالات الطلاق.

وفي دراسة شملت ٢٥٠ مواطناً سعودياً من الأصحاء سئلوا عن آرائهم في أعراض السرطان وأسبابه وطرق تشخيصه وعلاجه، ظهر أن الكثيرين منهم كانت معلوماتهم محدودة جداً أو خاطئة.

مرضى السرطان من السعوديين يتميزون عن مرضى السرطان في البلاد الغربية بإيمانهم المطلق بالله سبحانه وتعالى، بالإضافة إلى قوة الروابط الأسرية التي تحيط بهم وتخفف عنهم الكثير من وطأة الألم والحزن. كما أن المريض السعودي يتم علاجه مجاناً مما يصرف عنه عبء التفكير في تكاليف العلاج.

ومع هذا فمريض السرطان – في أي مكان – في حاجة دائماً إلى رعاية نفسية واجتماعية جنباً إلى جنب مع الرعاية الطبية. ولأن نسبة عالية من مرضى السرطان يصلون إلى المستشفى في حالة متأخرة مما يصعب معه العلاج أحيانا، فإن هناك ضرورة لإجراء دراسات متسعة لمعرفة العوامل النفسية والاجتماعية والطبية التي تحول دون التشخيص والعلاج المبكرين.

والعناية بحالات السرطان المتأخرة ليست سهلة. فمن الصعب بمكان إخراج مريض بالسرطان من المستشفى، وفي الوقت نفسه لا توجد دور للرعاية التمريضية بقدر كاف. والعائلة الممتدة التقليدية التي يجتمع أكثر من جيل من أفرادها تحت سقف واحد، بدأت تتغير تدريجياً وتتحول إلى العائلة المحدودة صغيرة الحجم مما يصعب معه العناية بمرض السرطان المتأخر.

الوقاية من المرض

مشكلة السرطان في المملكة تزداد بمضي الأيام باعتبار أن أسلوب الحياة قد تغير لدى كثير من الناس، وأصبح تعرضهم لعوامل البيئة التي قد تساعد على إحداث السرطان مثل التدخين وتلوث البيئة والمواد الكيميائية أكثر من ذي قبل، أضف إلى ذلك زيادة متوسط العمر.

ومن المعروف – على مستوى العالم – أن ٥٠٪ من حالات السرطان يمكن الوقاية منها لو تمت الاستفادة من المعلومات الطبية والعلمية المعروفة حاليا استفادة كاملة. كما أن العلاج المبكر ناجح في كثير من حالات السرطان.

ومن هنا كانت ضرورة التركيز على برامج التثقيف الصحي لتوعية المواطنين بالأعراض الأولية للسرطان. وإن كان البعض يظن أن في هذا شيء من الإزعاج، ولكني شخصياً أرى أن الموضوع إذا استعرض بموضوعية وبحكمة فقد يساعد ذلك على أن يتفهم الجمهور المشكلة ويعطيها حجمها الحقيقي ويزيل عنها كثير من الأوهام والمعتقدات الخاطئة العالقة بها، ولنتذكر دائماً أن التشخيص المبكر والعلاج السريع هما الحصن الواقي من مضاعفات المرض.

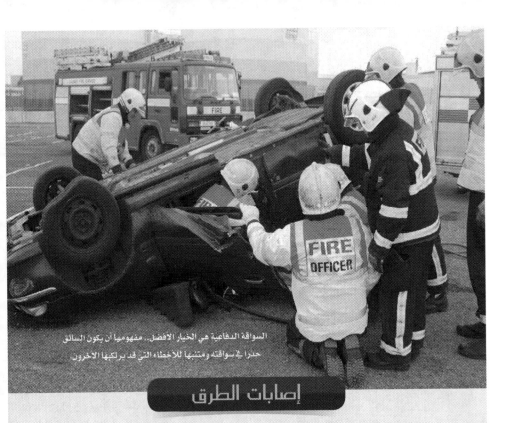

السواقة الدفاعية هي الخيار الأفضل.. مفهومها أن يكون السائق حذرا في سواقته ومتنبها للأخطاء التي قد يرتكبها الآخرون.

إصابات الطرق

تعد إصابات الطرق من الأسباب الرئيسة للوفيات في العالم. وتشير تقارير منظمة الصحة العالمية (٢٠١١م) إلى أن هناك ١,٣ مليون يلقون حتفهم سنوياً نتيجة لإصابات الطرق، هذا عدا حالات العجز التي تنجم من هذه الإصابات، والخسارة في الأموال والممتلكات. ومن المتوقع أن يصل هذا العدد إلى مليوني وفاة في عام ٢٠٢٠م.

أكبر شريحة لهذه الإصابات والوفيات تحدث بين الشباب. كما أنها تحدث في النهار وفي داخل المدن. والسبب الرئيسي وراءها يكمن في السرعة والتجاوز الخاطئ وإهمال السائق والوقوع تحت تأثير الكحول والمخدرات والتحدث في الجوال. ومن المعروف علمياً أن أفضل الوسائل للحد من المشكلة هو تدريب السائقين على السواقة الدفاعية، وفرض غرامات عالية على السرعة الزائدة أو التجاوز الخاطئ أو عدم استعمال حزام الأمان أو تناول الكحول والمخدرات.

طرق الوقاية:

الحماية السلبية أفضل من الحماية الإيجابية التي تستدعي تطبيق إجراءات تتطلب مجهودا من الشخص للقيام بها. فبالإضافة إلى أحزمة الأمان تعد الحقيبة الهوائية وسيلة من وسائل الحماية السلبية للحد من إصابات السيارات، وهي عبارة عن وسادة مفرغة من الهواء توضع عادة على عجلة القيادة أو لوحتها، فإذا ما حدث تصادم مفاجئ امتلأت الوسادة أوتوماتيكيا في أقل من ١/ ٣٠ من الثانية بغازات مضغوطة تقي السائق وركاب المقعد الأمامي من حدة الصدمة، وهي لا تمتلئ بالهواء إلا في اللحظة الحرجة حتى لا تحول بين السائق وعجلة القيادة.

وقد أدخل أخيرا تعديل في تصميم بعض السيارات بحيث يصبح من المتعذر تشغيل السيارة إذا لم يقم ركاب المقعد الأمامي بإجراءات معينة واحد منها استعمال حزام السلامة، هذا التعديل أدى إلى زيادة استعمال الأحزمة.

وباختصار فإن الحد من الإصابات ومضاعفاتها يتطلب إجراءات وقائية متعددة، قبل الحادث وأثناء الحادث وبعد الحادث، والذي نأمله أن ينتشر بث الثقافة المرورية بين الشباب من طلاب المدارس وغيرهم في سن مبكرة والتي تشمل فيما تشمل السواقة الدفاعية والتي يستشعر سائق السيارة من خلالها أنه مهما كان ماهرا في القيادة فالمشكلة قد تأتي من الطرف الآخر، ومن ثم عليه أن يكون حذرا متيقظا طوال الوقت، إلى جانب الحرص على اتباع إرشادات المرور، واستعمال حزام السلامة، وعدم استعمال الجوال أثناء القيادة، والتدرب على مبادئ الإسعاف الأولي لإنقاذ الآخرين في حالة الإصابة.

إصابات الطرق في المملكة العربية السعودية:

إصابات الطرق في المملكة العربية السعودية تكون مشكلة صحية كبرى وإن كانت أبعادها لم تعرف بعد على وجه الدقة. من أوائل الدراسات التي أجريت عن إصابات الطرق دراسة أجريت في منطقة عسير بالجنوب الغربي من المملكة في عام ١٩٧٥م. وجد فيها أن عدد إصابات الطرق زادت من ٦٠٨ إصابة عام ١٩٧٥م إلى ١٢٣٠ إصابة عام ١٩٧٧م أي أكثر من الضعف خلال عامين. وفي الوقت نفسه زاد عدد السيارات المسجلة في المنطقة أربع مرات وزادت أطوال الطرق المعبدة مرة واحدة عما كانت عليه.

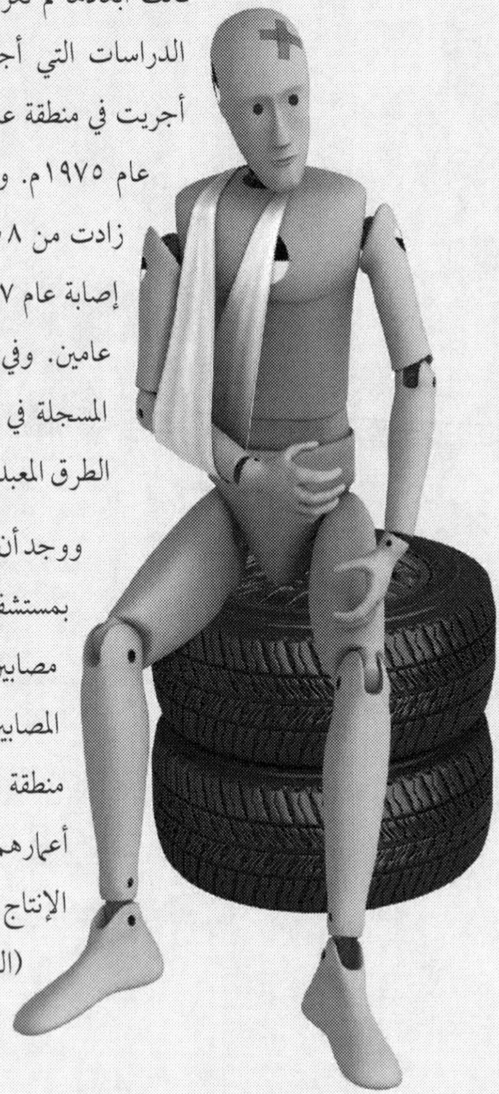

ووجد أن نصف عدد الأسرة في قسم الجراحة بمستشفى أبها العام كان مشغولاً بمرضى مصابين في حوادث سيارات. ومن بين المصابين الذين أدخلوا إلى مستشفيات منطقة عسير نجد أن ٤٩٪ منهم تتراوح أعمارهم من ٢٠ إلى ٣٩ سنة وهي سن الإنتاج. كما وجد أن أخطاء السائقين (السرعة الزائدة والإهمال) تكون ٩٧٪ من أسباب الحوادث.

ولقد أدى التطور الاقتصادي والصناعي السريع في المملكة إلى زيادة القوة الشرائية لدى السكان مما أتاح الفرصة لكثير من المواطنين وضيوف المملكة من الوافدين للمسارعة في شراء السيارات. وقد أصبح من المألوف أن نجد فتى حدثاً لم يكد يتجاوز سن الحلم يمتلك سيارة خاصة. وأصبح في مقدرة أي متعاقد متوسط الدخل أن يشتري سيارة بعد شهور محدودة من وصوله إلى المملكة. ساعد على ذلك عدم توفر وسائل النقل العامة.

والبدوي في الصحراء أصبح ينقل ماشيته وخيامه ويحضر الماء والعلف لأغنامه بالسيارة. والبدوي القادم من الصحراء إلى المدينة أصبح من أولى اهتماماته شراء سيارة. وهناك طرفة تعكس كثيراً من الواقع وتتحدث عن فتى بدوي نزح إلى المدينة وذهب ليبتاع لنفسه سيارة وكان أن طلب من البائع أن يوجهها إلى الطريق ثم جلس إلى مقودها لأول مرة في حياته.

ونجد من خلال الدراسات التي أجريت أن ٩٠٪ من أسباب الحوادث تقع نتيجة لخطأ السائقين بما في ذلك السرعة والإهمال في القيادة وتجاهل إشارات المرور والسياقة على الجانب الخطأ من الطريق.

وفي بداية الثمانينات الميلادية لم يكن هناك ما يشير إلى أن المخدرات والخمور كانتا تلعبان دوراً في الحوادث إلا أن الدلائل حالياً تشير إلى أن المشكلة بدأت في الظهور مما يوجب الانتباه إليها وتداركها قبل أن تستفحل. وإلى سنوات قليلة مضت لم تكن أحزمة الأمان من المواصفات المطلوبة في السيارات عند استيرادها إلى المملكة، والآن أصبحت جزءاً أساسياً في السيارات، ولكن الوعي بأهمية استعمالها لم يتكون بعد لدى الجمهور كما أن الوعي لم يتكون بعد حيال أهمية السياقة الدفاعية.

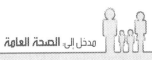
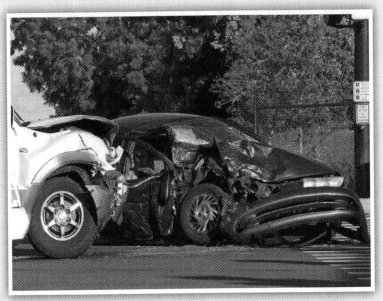

حوادث السيارات أصبحت وباء. الوقاية منها سهلة وميسورة إذا ما مارسنا أسلوب السواقة الدفاعية.

ولعل التقرير الذي أصدرته في عام ٢٠١٢م شركة أرامكو السعودية يلخص أطراف مشكلة إصابات المرور في المملكة.. بذكر التقرير التالي:

- في عام ٢٠١١م توفي في المملكة من إجراء إصابات المرور ٧,١٥٣ شخصاً أي بمعدل ١٧ حالة وفاة يومياً ويتوقع أن تصل حالات الوفاة إلى ٩٠٠٠ حالة في عام ٢٠١٩م.

- خلال العشرين سنة التي مضت سجل في المملكة ٤ ملايين حادث نتج عنها ٦١١,٠٠٠ إصابة و ٨٦,٠٠٠ حالة وفاة.

- في الوقت الذي ينخفض معدل إصابات المرور في أوربا وأمريكا الشمالية نتيجة للإجراءات الصارمة. نرى هذا المعدل يزداد في المملكة.

• من بين كل ١٠٠,٠٠٠ نسمة يتوفى في ألمانيا في كل عام ٦ نتيجة إصابات المرور في حين يصل هذا المعدل إلى ٥٠ حالة في السعودية أي ٨ أضعاف المعدل في ألمانيا.

مما سبق نجد أن إصابات الطرق تعد مشكلة صحية كبرى في المملكة. فهي السبب الرئيسي وراء الوفاة ويأتي دورها قبل أمراض القلب والسرطان، إلى جانب ما تسببه من إعاقة لدى الناجين منها. بالإضافة إلى ما ينجم عنها من خسارة اقتصادية جمة على المصاب وعائلته وعلى الأمة بأسرها وهي مشكلة يمكن الوقاية منها وتخفيف حدتها إلى حد بعيد باتخاذ وسائل الوقاية المناسبة.

الوقاية من إصابات الطرق:

من المؤسف أن إصابات الطرق كثيراً ما تؤخذ قضية مسلمة نعتبرها جزءاً من حياتنا اليومية.. ويكفي أن نطلق عليها كلمة (حادث) لترتبط في أذهاننا بقدر لا يمكن دفعه أو تجنبه. ولو أخذت المسألة بنفس الجدية والاهتمام الذي تؤخذ به كثير من الأمراض لاستطعنا أن نكافح إلى حد بعيد إصابات الطرق كما كافحنا أوبئة مثل الطاعون والجدري والتيفوس والحمى الصفراء.

وكما هو الحال في كثير من مشكلات الصحة العامة لا يكمن الحل في عصا سحرية، وإنما هي عملية معقدة تحتاج إلى تخطيط علمي يشمل الجوانب التالية:

١. الاستعمال الذكي والواعي لوسائل الإعلام وبرامج التعليم في توعية الجمهور عن أهمية السواقة الدفاعية (وفيها يسوق السائق وهو متوقع لاحتمال صدور الخطأ من الآخرين)، واستعمال أحزمة الأمان في السيارة. وأن يوقن الجميع بأن استخراج رخصة القيادة هو أمر لصالح المواطن وليس لإرضاء شرطي المرور.

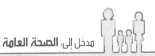

٢. ثبت أن استخدام وسائل التقنية أكثر جدوى في منع حوادث المرور من محاولة تغيير سلوك البشر. بعض هذه الوسائل يجب أن يفرض فرضاً. أو كما جاء في الأثر « أن الله ليزع بالسلطان مالا يزع بالقرآن ». إجبار الجمهور على استعمال أحزمة الأمان في السيارات يجب أن ينظر إليه بجديه. وقد طبق هذا القانون الإجباري في بعض الدول في أوربا وتقبله الجمهور بصدر رحب بعد أن اقتنع بجدواه حتى أصبح استعمال أحزمة الأمان عادة عند الكثيرين، وأصبح أحدهم يحيط نفسه بحزام الأمان تلقائياً بدون تفكير. خاصة بعد أن ثبت علمياً أن أحزمة الأمان تؤدي إلى تخفيف حدة الإصابات بمقدار ٥٠٪. وقد أسهم استعمال أحزمة الأمان بالإضافة إلى وسائل السلامة الأخرى في السيارات في تخفيض نسب حجم الوفيات في أمريكا وأوربا.

ومن خلال الإحصائيات والتقارير الرسمية تظهر لنا جوانب أخرى من المشكلة.. فقد وجد أن الوفيات من حوادث الطرق تحدث غالباً إما في مكان الحادث أو أثناء نقل المصاب إلى المستشفى. مما يشير إلى أهمية تدريب المسعفين وتطويرهم. ووجد أن السبب الغالب وراء الإصابات الشديدة هو عدم استعمال حزام الأمان داخل السيارة وعدم إعطاء الرعاية الكافية للمصاب ساعة وقوع الإصابة أو أثناء حمله إلى المستشفى.

٣. تطبيق وسائل السلامة للأطفال بما في ذلك استعمال أحزمة الأمان الخاصة بهم في المقاعد الخلفية والتي قد تسهم في تخفيف الإصابة بمقدار ٧٥٪.

٤. يجب أن تطبق القوانين الخاصة بالحد من السرعة بإحكام. وفي بريطانيا في الفترة ما بين نوفمبر ١٩٧٣م ويوليو ١٩٧٥م – وهي الفترة التي كانت فيها أزمة

الطاقة في أوربا في أوجها صدر قانون يقضي بتخفيض السرعة القصوى من ٧٠ إلى ٥٠ ميلا في الساعة وذلك للحد من استهلاك البترول. بيد أن النتائج غير المتوقعة كانت في انخفاض نسبة إصابات الطرق. وعاد معدل الإصابات في الارتفاع مرة أخرى بعدما ألغي قانون الحد من السرعة بانتهاء أزمة الوقود.

٥. تشير الدراسات إلى خطورة سواقة السيارة من قبل الأحداث صغار السن وما يتبع ذلك من ارتفاع في نسبة الإصابات والوفيات بينهم وبين الضحايا من المشاة أو راكبي وسائقي السيارات الأخرى. وفي الولايات المتحدة الأمريكية نجد أن إصابات الطرق أصبحت سبباً رئيساً من أسباب الوفاة بين الشباب من المراهقين.

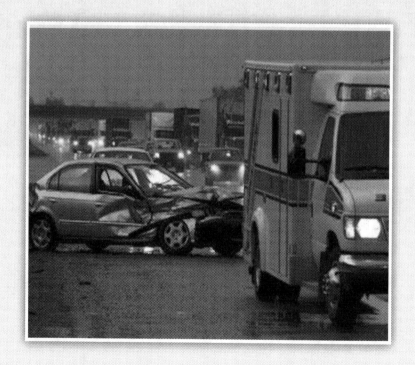

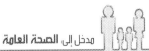

٦. نسبة عالية من الوفيات تحدث في مكان الإصابة أو أثناء نقل المصاب إلى المستشفى. ومن هنا فالضرورة ملحة لزيادة تدريب سائقي الإسعاف والمسعفين على الأصول السليمة في الرعاية الصحية ووسائل إنقاذ الحياة. كما أن هناك حاجة إلى زيادة مراكز التأهيل للمصابين لإعدادهم لحياة منتجة.

٧. هناك حاجة إلى مزيد من الدراسات والبحوث عن العوامل الاجتماعية والثقافية والنفسية وراء إصابات الطرق وعن توزيعها الابيدميولوجي ووسائل القضاء عليها. ويا حبذا لو أسهمت الجامعات والوزارات المعنية في دعم مثل هذه البحوث حتى نتصدى لواحدة من أكبر المشكلات الصحية في المملكة.

والنتيجة التي نخلص إليها من جميع هذه الدراسات هي أن معدل الوفيات من حوادث السيارات في المملكة يعد من أعلى المعدلات في العالم. وأن الوقاية في هذه المشكلة والتخفيض من حدتها أمر ممكن يستدعى منا إجراءات حاسمة يأتي على رأسها نشر الوعي بالمشكلة وطرق الوقاية منها. وتفعيل القوانين الموجودة فعلاً، والتركيز على أهمية التدريب على السواقة الدفاعية للجميع.

مراجع مختارة

١. زهير أحمد السباعي، الصحة العامة في المجتمع العربي. القاهرة: مطبعة سجل العرب ١٩٧٥م.

٢. منظمة الصحة العالمية. التقارير السنوية للمدير الإقليمي، المكتب الإقليمي للمنظمة، القاهرة(٢٠٠٨ – ٢٠١٣)م.

٣. جان سيمونز. ترجمة د. سعيد عبده. الناس والطب في الشرق الأوسط. القاهرة: المكتب الإقليمي لمنظمة الصحة العالمية في منطقة حوض البحر الأبيض المتوسط.

٤. زهير أحمد السباعي، نحو صحة أفضل. جدة: مطابع دار السروات، ٢٠٠٣م.

٥. زهير أحمد السباعي وحسن بله الأمين، التثقيف الصحي. جدة: معهد السباعي، ٢٠١١م.

٦. زهير أحمد السباعي، الرعاية الصحية.. نظرة مستقبلية. جدة: الدار السعودية للنشر والتوزيع، ٢٠١١م.

كُتب للمؤلف

باللغة العربية:

١. **الصحة العامة في المجتمع العربي.** القاهرة: منشورات مطبعة سجل العرب، ١٩٧٥م.

٢. **صحة الأسرة.** جدة: مطبوعات تهامة، ١٩٨٤م.

٣. **كيف تتقي الأمراض وضربة الشمس في موسم الحج.** الرياض: مطابع سفير، ١٩٨٤م.

٤. **الصحة في المملكة العربية السعودية.** الرياض: مدينة الملك عبد العزيز للعلوم والتقنية، ١٩٨٨م.

٥. **خلق الطبيب المسلم.** الدمام: دار بن القيم: ١٩٩٠. (اليكتروني)

٦. **الرعاية الصحية الأولية عام ٢٠٠٠.** أشرف على التعريب بالإشراك مع د. سيف الدين بلال. قبرص: دار دلمون للنشر، ١٩٩٠.

٧. **الصحة في حفر الباطن.** بالاشتراك مع د. نبيل قرشي. جدة: دار البلاد للطباعة والنشر، ١٩٩٠م.

٨. **القلق وكيف تتخلص منه** بالاشتراك مع د.شيخ إدريس عبد الرحيم دمشق: دار القلم، ١٩٩١م.

٩. **الطبيب: أدبه وفقهه.** بالاشتراك مع د. محمد علي البار. دمشق: دار القلم، ١٩٩٣م.

١٠.**حوار بين الأم والطبيب.** دمشق: دار القلم، ١٩٩٤م. (اليكتروني)

١١.**تجربتي في تعليم الطب باللغة العربية.** الدمام: نادي المنطقة الشرقية الأدبي، ١٤١٤هـ. (اليكتروني)

١٢. **طب المجتمع؛ حالات دراسية**. تحرير زهير السباعي. القاهرة: الدار العربية للنشر والتوزيع، ١٩٩٥م.

١٣. **أيام من حياتي (سيرة ذاتية)**. الرياض: مكتبة العبيكان، ١٤٢٤هـ. (اليكتروني)

١٤. **أخلاقيات العمل**. جدة: مطابع السروات، ١٤٢٤هـ. (اليكتروني)

١٥. **نحو صحة أفضل**. جدة مطابع السروات، ١٤٢٤هـ. (اليكتروني)

١٦. **تعليمنا الى أين**. الرياض. مطابع العبيكان، ١٤٢٨هـ. (اليكتروني)

١٧. **التثقيف الصحي** بالإشتراك مع حسن بله الأمين. الرياض: مطابع المدينة. الطبعة الثانية ١٤٣٢هـ. (اليكتروني)

١٨. **الرعاية الصحية.. نظرة مستقبلية**. جدة. الدار السعودية للنشر والتوزيع ١٤٣٢هـ.

باللغة الإنجليزية:

19. *The Health of the Family in a changing Arabia*,4th edition, Jeddah: Tehama publications; 1984.

20. *Community Health in Saudi Arabia*; A Profile of Two Villages in Qasim Region, 2nd edition, Jeddah: Tehama publications; 1984.

21. *Health in Saudi Arabia – Volume one*. Riyadh: Tehama publications; 1985. (Electronic)

22. *Health in Saudi Arabia – Volume Two*. Riyadh: King Abdul Aziz City for Science and Technology; 1987.

23. *Co- Author in WHO Expert Committee on the Role of Hospital at the First Referral level*. Technical Report Series 744. Geneva: World Health Organization; 1987.

المحتويات

تم بحمد الله

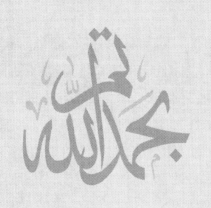

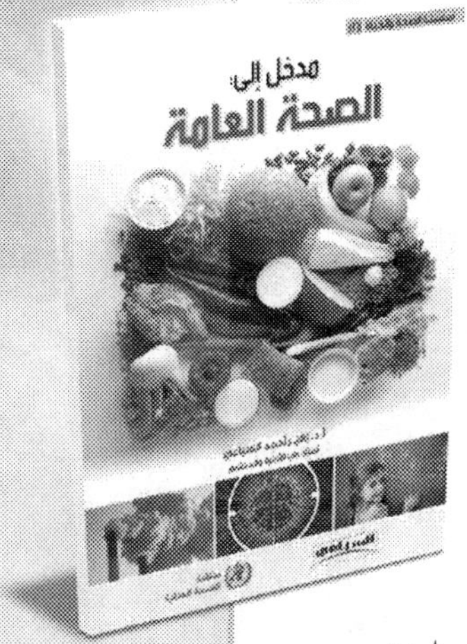

يشتمل علم الصحة العامة على مجموعة من التخصصات والبرامج التي تهدف الى الارتفاع بمستوى الصحة لدى أفراد المجتمع عن طريق الوقاية من الأمراض قبل حدوثها، وتخطيط وإدارة الرعاية الصحية. من بين التخصصات والبرامج التي تعنى بها الصحة العامة نجد: التثقيف الصحي، والتغذية، والتطعيم ضد الأمراض، والتشخيص والعلاج المبكرين، والصحة المدرسية، والصحة النفسية والعقلية، ورعاية الأمومة والطفولة، وصحة البيئة، والصحة المهنية.. الخ. الغاية من تخصصات و برامج الصحة العامة مساعدة الإنسان على أن يعيش صحيح الجسد والعقل والنفس. وتهيئته للعناية بصحته وصحة أسرته ومجتمعه.

الكتاب الذي بين يديك يتحدث عن «مدخل الى..الصحة العامة». عنينا فيه بتقديم الصحة العامة بأسلوب مبسط للقارئ المثقف والدارس غير المتخصص. وقامت منظمة الصحة العالمية – المكتب الإقليمي لمنطقة شرق المتوسط بالقاهرة بالمراجعة العلمية للكتاب. ولأننا نتحدث في هذا الكتاب عن أسس الصحة العامة فسوف نقتصر فيه على الأسس ولن نتجاوزها إلى التفاصيل التي سيجدها القارئ المهتم في مظانها.

رقم الإيداع: ١٤٣٤/٦٤٩٣

ردمك: ٠-٠-٩٠٤٦٤-٦٠٣-٩٧٨